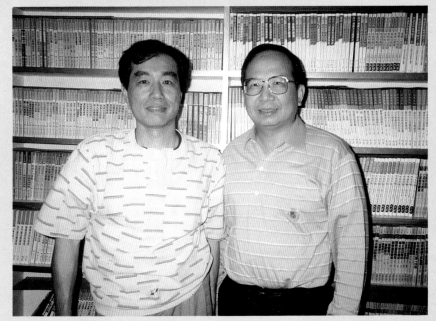

鄭炳全博士(左)

U0121488

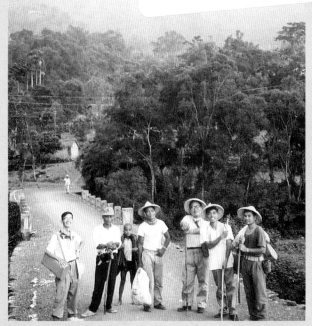

屏東瑪家鄉佳義村採藥

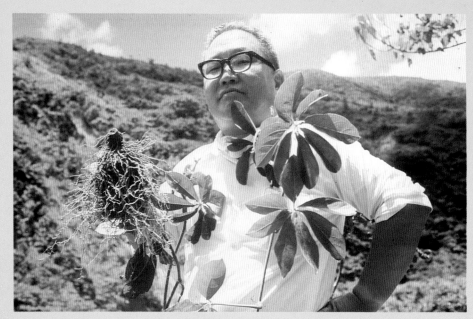

那琦教授與七葉山藥

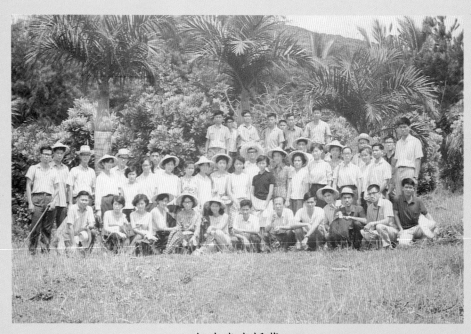

恒春半島採藥

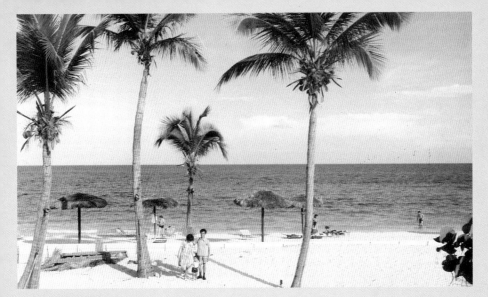

巴哈馬島椰子樹

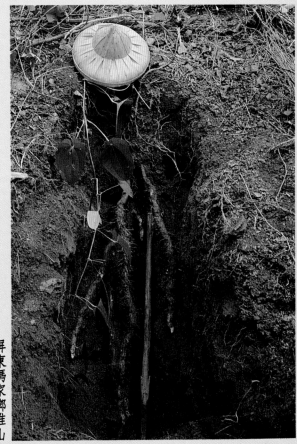

屏東瑪家鄉淮山

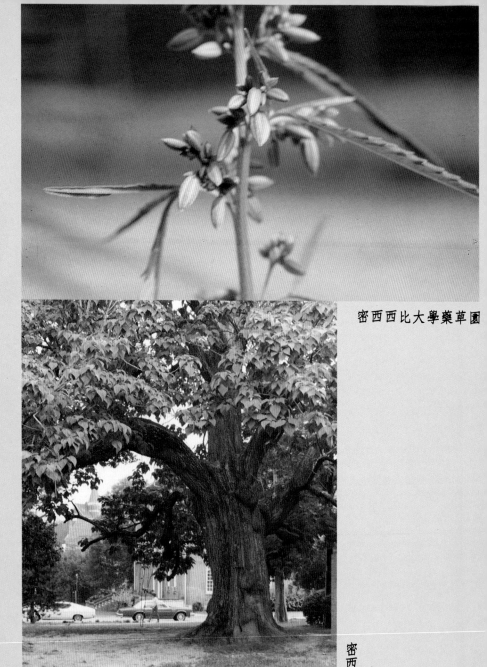

密西西比大學藥草園

密西西比大學梓樹

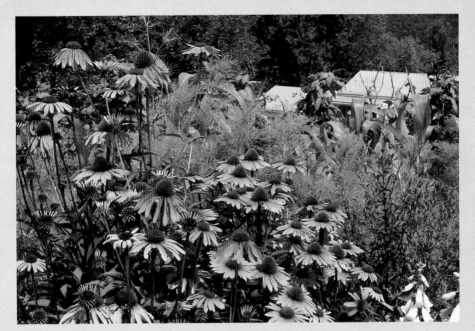

紫錐菊

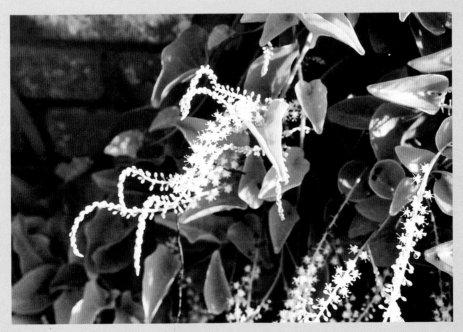

何首烏、花(本川七)

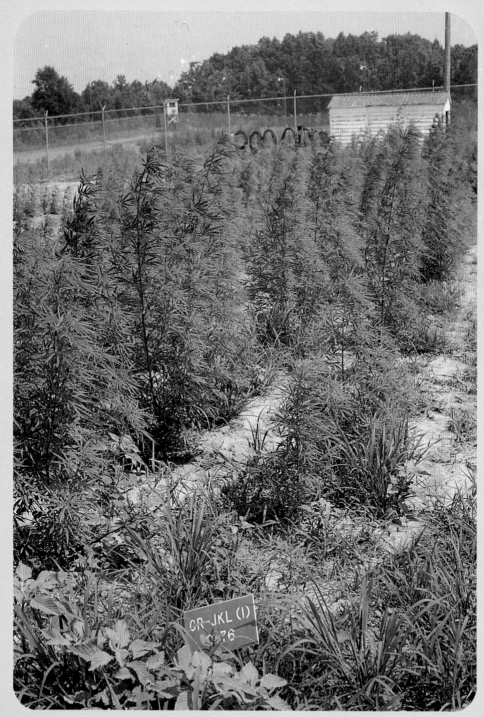

大麻

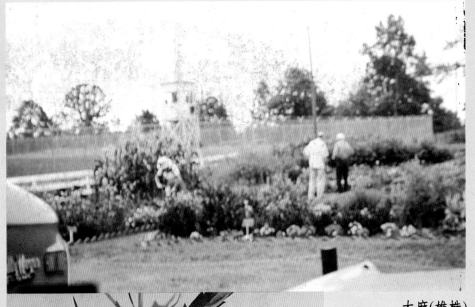

大麻(雄株)

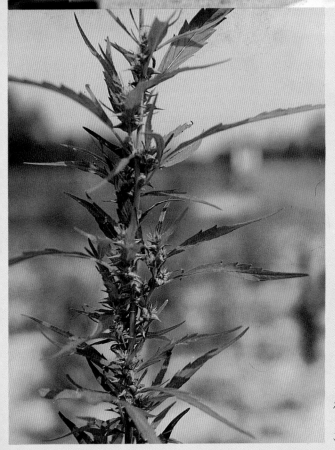

大麻(雌株)

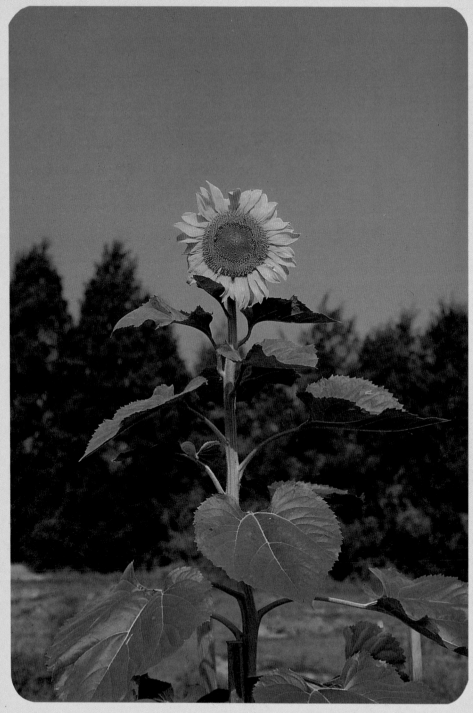

向日葵

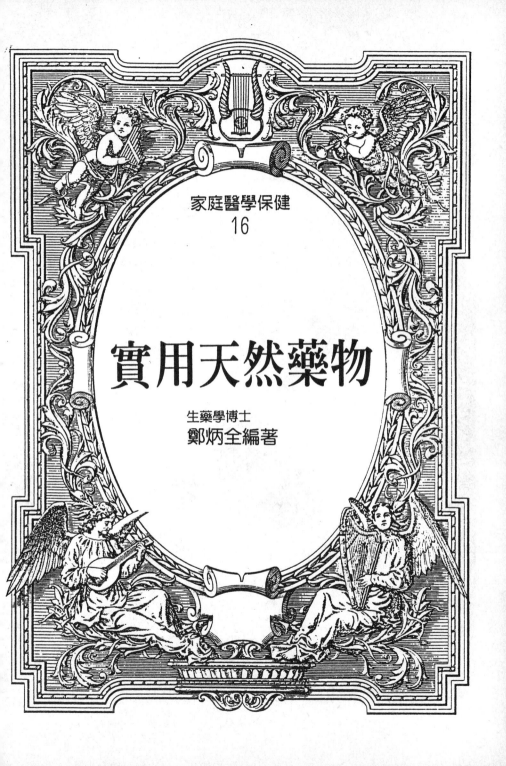

家庭醫學保健
16

實用天然藥物

生藥學博士
鄭炳全編著

序——行政院衛生署張署長序

中國人喜歡吃藥，因很多人存在著——吃藥，有病可以治病，無病可以強身的錯誤觀念。其實，藥就是毒，濫用藥物，不但無法產生預期的療效，而且有害健康，輕者或許傷身，重者可能致命。因此如何灌輸國人正確觀念，導正民眾用藥習慣，誠然是國內推展醫療保健工作所需面對的重要課題。

藥學博士鄭炳全藥師，旅居美國，現於洛杉磯開業「十全藥局」，曾以筆名「如流」、「佛蘭克林」及其本名，在國內外報章雜誌發表文章，並在美國發行之「醫藥生活」周刊中，開闢「葫蘆週記」專欄，引用最新文獻，介紹醫學新知。現為提供國內大眾及醫藥業界參考，特將相關文章，精心彙印成冊，在台出版，以饗讀者。

全書除了藥物觀念、用藥須知、新法治療及藥師工作外，亦從藥師生活點滴中，闡述人與大自然間之哲理，並以研究中藥十數年的心得，提出對傳統中藥及天然藥物的觀點，內容深入淺出，令人易看能懂，不但切題，而且實用，感於此書之出版，裨益於國人醫藥新知之汲取及用藥習慣之導正，特誌數語，以之為序。

張博雅序於行政院衛生署

序

　　作者生藥學博士鄭炳全藥師，開業藥局於南加州小台北地區，懸「葫」濟世。最近數年，每星期更撰寫一篇「葫蘆週記」之文章，提供華人有關醫藥與生活各方面的新知。

　　八月初，我於應邀「美洲華人藥學會」專題演講之餘，撥空參觀十全藥局，隨後鄭藥師寄來了十數篇有關天然藥物的文章，並請我在他即將出版的『實用天然藥物』一書中寫個序。

　　作者文章的特色是短小精悍，談古論今，對每項藥草的來龍去脈，中西名稱，及民間典故如數家珍，足見作者受過完整的藥用植物學、本草學、生藥學、生藥化學以及臨床藥學的訓練與經驗，且只用一千餘字即能生動有趣地介紹一種藥草或健康食品，誠難能可貴。作者之文章平易近人，深入淺出，去蕪存菁，於今全球各地開始流行以藥草及健康食品作為養身、美容、療疾之際，此書允為可讀性很高的大眾科學作品，爰樂以為序。

美國北卡大學醫藥化學講座教授
暨天然產物實驗室主任
中央研究院院士
　李國雄

自　序

　　高中畢業時，夢想當建築師，就考上建築系，母親有點緊張，因為聽說新的大樓十層高，跌下來就沒命，所以央求我再考，像三舅父林鐘源藥師，開業藥局很好啦。因此，我就休學一年，在嘉義老家遊學，也畫了十幾張畫，再考進北醫藥學系。

　　在北醫爛泥巴的環境中，我並不安心求學，反而醉心於課外活動，杏聲合唱團、綠杏雜誌、慧海學社、學生伙食團、美的杏畫社、家教、看閒書雜誌等等，寒暑假在學校簡陋的實驗室學點功夫。

　　1965 年畢業前選生藥學做論文，剛好那琦教授要去京都大學留學，提出博士論文，所以改由顏焜熒教授指導，做台灣產前胡及柴胡的生藥學研究。畢業後決定留在學校當助教，當時母親有點失望，不能在家鄉服務，連過年也留在研究室。

　　當時北醫院長徐千田博士及徐型堅系主任，禮賢下士，藥學系師資陣容堅強，研究風氣旺盛，前幾屆畢業生一半以上從事研究工作，並在國內外大學拿碩士、博士學位。我一邊在中國文化學院研究所藥用植物組讀碩士班，晚上帶夜間部學生實驗，並在那琦博士指導下，完成台灣產山藥之生藥學研究。昇任講師時，我乾脆以研究室為家，睡在實驗桌上，整整十八個月，再次受教於許鴻源博士、甘偉松教授、高木村老師、廖日京教授，協助建立生藥標本及藥用植物標本。

　　當了三年講師，編了北醫校園植物目錄及一本生藥學實驗

教程，自覺江郎才盡，不到美國充電似乎不行。1970 年到密西西比大學生藥學系，我對課業也是不大注意，對有機合成化學更是傷腦筋，但是我樂於整理大麻植物標本，受教於已退休的美國藥用植物權威 Dr. Maynard W. Quimby，在藥草園打工，種阿片大麻，篩選台灣藥草，也摸過魚毒 Ciguatera 的成分及動物試驗，以苞葉罌粟的栽培及成分定量做碩士論文，再以台灣藥草麻芝糊的特殊成分做博士論文，指導教授是 Dr. Norman J. Doorenbos。

到美國一問才知道，90％的藥學院畢業生都去開藥局或在醫院藥局上班，極少數從事研究工作。1976 年客座執教於北醫時，又一問才知道北醫畢業生大多數以藥品推銷員為出路。是年在十幾位工讀生幫忙下，編著台灣製藥原料輸出入調查及進口藥品總覽二冊。

沒想到進口藥品總覽一書引起滔天大浪，當時 1977 年 10 月我已返美，應聘密西西比大學藥學研究中心，擔任藥園管理，栽培大麻，大麻樣品的成分定量等，有空就撰文建議台灣藥業改革事項，並介紹美國藥學事業的種種，導致一年後離開研究室，一頭栽進美國藥業，並於 1980 年起在阿罕布拉市開業「十全藥局」。

前在密西西比大學藥學研究中心工作時，每個月寫一篇旅美散記，投稿「明通醫藥雜誌」，有關天然藥物方面十來篇，加上近兩年在「醫藥生活」的專欄「葫蘆週記」七十幾篇，再附錄美國常用藥草一覽表，彙編為一冊，委託台北大展出版社出版，以饗讀者。

筆者志在忠實介紹各種天然藥物，希望引起讀者及醫藥界人士的興趣，藥無貴賤、更無中西之分，多一分瞭解總是好的。文中各項藥理作用及適應症，只供參考，讀者應該跟藥師醫師進一步討論以免誤用。

獻給我的老師：

甘偉松、高木村

許鴻源、廖日京

顏焜熒，那　琦

Norman J. Doorenbos

及對天然藥物有興趣的人

目　　錄

第三章　藥草漫談

第一章

導　　論

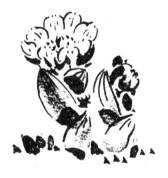

健康食品的意義

人類是雜食動物，食物的種類越多，生存的機會亦越多，像食蟻獸（穿山甲）或只懂得吃竹子的熊貓，很自然的變成珍奇，面臨絕種的動物。

在美國健康食品店，有賣各種米、米糠、米粉末，對東方人來講未免可笑好玩，米也是健康食品？是的，對歐美人來講，米不只是健康食品，「米可救人，它供應腸子的營養，並助其復健，甚少人對米敏感，米可防止脫水，米湯對下痢的人、老人、愛滋病人都有幫助。」這是任職兒童健康基金會的 Charlene Dale 對米的觀點，美國有幾家著名的癌症治療中心、減肥中心供給患者的主食也是米飯。

同樣道理，最近生意人在台灣炒熱卵磷脂（lecithin），洋人聽來也覺得可笑好玩，大豆 soy bean 含豐富卵磷脂，歐美人不懂吃豆腐、喝豆漿，因此才將大豆做成各種健康食品，像高蛋白、氨基酸、卵磷脂、豆芽等，除非你不能或不喜歡吃豆腐、豆漿，否則 soy 這一類的健康食品，你大可一笑置之。

有時生意人花樣多，明明是大豆粉製品，他來一個「八九一」，讓你乖乖拿出錢包來，其實幾乎是完全一樣的產品，你可在健康食品店，以十分之一不到的價錢買到。有時創始者本身沒研究，看起來很像，或是名稱響亮，就一傳十，十傳百，像南加州台灣人家庭，很多人栽種川七，其實是何首烏，與中藥跌打損傷治內出血的川七或三七是完全不同的植物。

雞精、雞湯或牛肉湯對未開發國家的人是健康食品，是很

好的補品，但是對天天都有炸雞、漢堡可以吃的人，就不是健康食品了。照這樣來推想，我們每一個人需要的健康食品，也可能不盡相同了。例如有位老太太經常便秘，醫生想盡辦法還是行不通，後來幫她開了一大瓶 sorbitol，第二天她打電話來說從來沒這麼舒暢過。又有位先生深受牛皮癬數十年之苦，醫生也沒辦法，只開類固醇藥膏及煤焦油給他擦。最近兩三個月不見他來，前幾天他很高興來藥局給我看，他的牛皮癬全部好了，原來他每天喝蘆薈汁，竟然有效。

雖然藥書上有記載，蘆薈的主成分 anthraquinones 可治牛皮癬 psoriasis，但是並不見得對每一個人都有效，可能是有不同的牛皮癬，也有可能蘆薈汁產品不同或喝的量不夠等等。因此，美國的健康食品店的人是不直接向顧客推銷，而是顧客多少知道自己要找的是什麼，有經驗的店員才來幫助。

從治療藥物觀點來看，健康食品泰半是 FDA 沒批准的天然藥物，從 1980 年之後，連一般維他命 FDA 也不列管了。所以有些維他命跟食品一樣，FDA 也不檢驗，除非發生事件，有的工廠連有效日期也沒印上去。FDA 近數十年致力於單一成分的藥品，多種成分的藥品越來越少，有加天然藥物的更是沒有了。其中原因也是因為天然藥物成分複雜，品質難一致，藥效會變化。

工業社會的人口集中在污染的大都市，人們遠離自然，吃精緻食品（如白糖，精製鹽、白米、果汁、人工色素，加氯或去除礦物質的飲水），缺乏運動，三餐睡眠不定時等等，產生許多現代病，高血壓、心臟病、中風、糖尿、肥胖症、及各種癌症。許多有識之士認為回歸自然，接近自然，從天然藥物中尋回健康，才是養生之道。

就癌症來講，每天我們身體內細胞新陳代謝隨時進行，而

且十分完美，一旦有百萬分之一的差錯，細胞代謝失調我們就
會生病，甚至得癌症，如有新鮮均衡的食物，尤其青菜水果，
有助於維持身體健康，保持新陳代謝的平衡，避免癌細胞的形
成。所以我認為**健康食品應該來自廚房，從三餐做起，而不是
跟著流行去買精製的健康食品。**

　　喜愛健康食品的人，應該趁機會讀一點有關大自然的書，
瞭解大自然，進而愛護大自然。以下是我個人的一些心得：

- **同情弱小，衆生平等。**
- **清潔環境，不製造汚染。**
- **愛惜食物，不飽食不勸酒，不偏食。**
- **種果菜，種樹，觀鳥。**
- **適當的運動，步行，登山。**
- **不失好奇心，求知慾，滿懷感恩。**

天然藥物在美國

現代醫藥主流的形成，是近一兩百年的事，雖然各種藥品製劑，如片劑、膠囊、粉劑、注射劑、水劑等高科技產品，普及大多數國家及地區，但是在歐美地區，人們對天然藥物的需求，卻與日俱增，方興未艾。

據最近統計，每年美國人花費 114 億美金在天然藥物以及自然療法上，平均每 3 人就有 1 人，患感冒、酸痛、煩躁、或癌症時，會在現代醫藥之外，尋求自然療法。為什麼呢？可能有下列原因。

1.現代醫藥尚未臻完善，有的有效，有的無效。

2.現代醫藥雖然對症下藥，卻往往醫病不醫人。太多的檢驗，太多的專科醫師，太多的不同意見。

3.患者及家屬希望自己參與醫療。

在美國天然藥物之使用大略可分藥草、食療、香草精油及同質療法等四大類。當然也可以歸納於廣義的健康食品，本文先分別粗淺介紹。

五十年前，藥草及其製劑，仍是美國藥廠主要產品，生藥學也是藥學教育的主要課程。**天然藥物是現代藥品之母，也是新藥的主要來源。**美國藥草，除少數野生印地安人固有種類外，大多數是引進栽培，也就是隨著世界潮流，互相影響，互相流行。

近 25 年來曾一度相當流行，或現時還廣用的藥草有印度大麻、花旗參、高麗參、花粉、蘆薈、大蒜、車前子、墨西哥

山藥薯、銀杏葉等。其中許多有效成分已納入現代醫藥主流，人們還是喜歡用藥草本身或製劑，很多人不同意美國 FDA 食品藥物管理局，把藥品單一成分化，也就是不准混合或藥草濃縮劑上市，跟歐洲的兼容並蓄不同。當然，很多不科學、不誠實的廣告，也易誤導人們的選擇，而延誤診斷治療。

在食療方面，維他命的考量是重要因素，但是許多偏方還是深受人們的喜愛，譬如蘋果（降膽固醇、降血壓、止瀉消炎），花菜、青花菜、芥藍、高麗菜等十字花科蔬菜（防癌、消腫瘤、治胃潰瘍、增強免疫），辣椒（清肺祛痰、去瘀血、局部止痛），柑橘類（解毒、美顏、防癌、防感冒、清除遊離基），蒜頭（殺菌、降膽固醇、增強免疫機能、解毒、防癌），甘草（治胃潰瘍、抑制癌細胞）、豆腐（降膽固醇，防癌）等。可見食療對人體健康是最直接有效的。

各種止痛按摩油膏有效成分通常是植物精油，像冬綠油、薄荷、樟腦油等。乾燥的花瓣香草大量用於浴室或房間，清香氣芬。在廚房料理普遍用的香料及調味料是胡椒、辣椒、桂皮、八角茴香、番紅花、小茴香、丁香、肉豆蔻、薑、芥末、薑黃、蒜末、蔥等。**這一類的精油香草除了止痛外，也讓病人心情愉快、輕鬆、有胃口，有助恢復健康。**有些先進醫院也懂得利用了。

最後一項同質療法或譯為類似療法 homeopathy，在歐洲及美國東部甚為盛行，近年也向美國西部加州推行。我藥局十幾年前就擺幾樣，分別適用於小兒長牙夜啼、失眠、憂愁、夜夢磨牙、經痛、感冒、過敏等。小小瓶，每次用量也極少，大部分是單一藥草。

同質療法是一種應用同質法或類似法（如吃肝補肝）來治療，但是有效成分只用極微量，大約是普通劑量的千萬分之一

。同質療法的醫師（有講習班，有教科書）認為一物剋一物，有病就有藥來治，生病的原因，可能只要服用少數幾分子的有效成分，就可以康復了。

　　這種近乎四兩撥千斤，不可思議的同質療法，竟然沒在高科技洪流中消失，反而在歐洲盛行，幾家藥廠都賺錢，都擴張市場，大概是人心思古吧。

美國健康食品業

　　大約一個月前，在某中文報紙刊登一項健康食品的廣告，除了一大堆誇大的名詞之外，多了一行「FDA 檢驗合格」，引起我的興趣，於是我打電話向進口代理商詢問，是否可以電傳一份所謂的「FDA 檢驗合格」的文件給我參考，接電話的青年有禮貌，半小時後就在我傳真機出現一份他們申請進口的核准書。

　　原來該項食品英文名只是簡單的「黃豆粉」，中國製造，仿單上有一小格寫著「本製品可以不需經過 FDA 檢驗而通關」。下面確實 FDA 有官員的簽字，每一項食品輸入美國都需要食品藥品檢驗局 FDA 的簽字，如果發現不衛生或內容不符則 FDA 可沒收或打回票，普通的黃豆粉或中藥草 FDA 何必費神去檢驗？沒檢驗並不是檢驗合格，商人大概不懂美國健康食品的制度，或是看不懂英文文件，或是故意要讓消費者有錯誤的印象。

　　誰知道「黃豆粉」會搖身一變成為救命仙丹，抗癌聖藥，本世紀中國最偉大發現，國際發明展……。兩三年前有顧客或朋友問我對該項健康食品的意見，我說它賣得太貴了，它的藥效大概跟喝豆漿及高蛋白氨基酸粉差不多。

　　食補勝於藥補，但是往往食物與藥物不分，食品與藥品混雜。譬如維他命丸、青草藥茶、特殊自然產品等我們把它歸類為健康食品 Health Foods。人民有選擇食物的自由，但是卻不一定有選擇藥物的自由，一方面受限於天然資源及知識，另

方面也因為現代藥物作用實在太強，副作用多，易誤用，食品藥品檢驗局對健康食品近二十幾年來是網開一面，不大干涉，只要沒有在健康食品包裝上，註明藥效，或宣傳保證根治任何病症。

經常有來自台灣或中國的藥業人士，託人來問如何通過FDA檢驗，正式進口藥品來美國？我的回答是單一化學成分要成為上市藥品，大概要幾百位專家博士，經過十幾年的動物及臨床試驗，花費一億美金以上往往還不會獲FDA許可上市。那些成分複雜，藥效諸多的天然藥物怎可能通過FDA嚴格規定？還是走健康食品的旁門，進入美國市場吧。大部分的中藥品都挾藏在食品貨櫃中進入美國，只有少數幾家有正式申請進口，或在美國加工製造。

「中庸之道」不僅是為人處世，養身健身亦然，流行的健康食品不管是蘆薈 *Aloe vera* 或是麥草 Barley 或是銀杏 *Ginkgo biloba* 適量對身體有益，過量不僅無益反而有害，各種維他命，補藥也是，指定名牌，服高劑量除炫耀親友之外也顯示本身的無知與空虛。

美國健康食品店92年的總營業額約37億8千萬元，每家店營業額約54萬元，預計93年會高一點。每家存貨約值6萬3千元。，每天平均97位顧客，每位消費16元，三分之一是男性，三分之二是女性，老板或經理年薪平均2萬4千元，年淨賺7.4%（52%進貨，20%員工及店租，其他開銷20%）約4萬元，每週開業6天或7天，算是相當不錯的行業。

以上數字是根據「健康食品業」雜誌第18次年度問卷調查，主要是從2千5百家獨立經營的健康食品店的回函再加上連鎖店數字，值得注意的是每天顧客比91年少了36位，而平均消費額只增加2元半，也就是說單價提高而顧客顯著減少。

有可能顧客轉向超級市場尋買健康食品，或是直銷式會員制拉走顧客！

其營業內容爲維他命類佔營業額 39.2%，各類食品及飲料佔 30%，靑草藥茶 6.7%，保養皮膚毛髮 6.9%，其他如書，健康器材，清潔劑等佔 1.5%，約近三分之一店供應顧客現吃的食物。

新近流行的健康食品及可能的功效是：

㈠鯊魚軟骨對癌症及關節炎有幫助。

㈡麻黃加鉻鹽及其他藥草，可提高能量消耗，減肥。

㈢乳酸菌類似「表飛鳴」，整腸及減少白帶。

㈣豆腐──各種製品是蛋白質最佳來源，不會胖。

㈤蒜頭製品──殺菌，降膽固醇，減少心臟病。

㈥綠茶──可減肥，防癌，防老化。

兩三年前流行過的蘆薈、麥草、銀杏葉等現在很少廣告了，大概再等二十年又會再流行一次。

健康食品的興起是由於人們對過度工業化的迷失，想要從大自然再尋回自己，喜愛健康食品的人大部分是反核子武器，推動環保，重視人權，或盡量素食。希望農作物不過分使用農藥，認為大自然均衡，不要擴大人為因素。

但是才不到三十年，美國的健康食品業，也走向大資本企業經營，廣告花費佔大半成本，包裝趨向精美浪費，每家店的冷凍部門年年擴充，雖然食品添加劑加少一點，但是與大自然相當脫節了，而且價錢越來越貴，何能普及？

南加州華人市場在近十年中推出七八家健康食品直銷公司亦即會員制度老鼠會，包括中藥製品，健康床，化妝保養及一般的歐美及日本流行的健康食品，通常直銷式產品在同一地區有五年的好光景，過了五年就走下坡甚至破產，因為這種公司

一大半是投機，沒有研究發展的長遠計劃，流行一陣子就像泡沫一樣，消失了，推銷員口才再好也是枉然。

　　台灣的健康食品市場，十幾年來方興未艾，此起彼落，亂廣告、亂推銷、亂發財，一些日本或美國經驗都在台灣發揚光大，最近也有兩三家較正式的連鎖店在台灣推廣。

什麼人需要吃補藥？

在台灣，以往每年冬至人人進補，最普通的補藥是四物湯（當歸、川芎、芍藥及地黃），有錢人就用八珍或十全大補（在四物之外加人參、黃耆、白朮、茯苓、桂枝及甘草），由於農村社會肉類比較缺乏，只有年節祭拜時才有肉吃，因此冬至進補自然要摻一點肉、排骨或魚等一起燉。中國北方也有進補，但是不加肉類，可能是北方對動物性脂肪及蛋白質平常比較多吸收吧。

進補時糯米做的食物也配合吃，還規定那些冷的涼的蔬菜，像菜頭、芥菜、竹筍、白菜等等利尿通腸的，不要跟補藥一起吃，以期達到百分之百的吸收。平常會夜尿的小孩，冬至那天大都不會夜尿。有的人吃太補了，隔日口乾舌燥，甚至流鼻血。

在維他命發現之前，山珍海味就是補品，越稀奇的越多人想吃它，一方面表示自己身分不凡，另方面也希望補充自己身體的不足。譬如傳說蛇肉清血，蛇膽明目，鹿鞭壯陽，鹿茸補血，大概配合吃腦補腦，吃肝補肝的學說。有位老先生來美國玩，在郊外檢到一隻很漂亮的臭鼬，令他聯想到台灣山區的果子狸，家人也不知如何烹煮，把滾燙的水往臭鼬倒下去，整個星期屋裡屋外臭氣沖天，終生難忘。

現代製藥技術進步，將難入口的魚油、魚肝油或鯊魚骨粉裝入膠囊，讓大眾可以接受，加上瓶裝漂亮、宣傳動聽，使得大家毫不吝嗇的刷信用卡（現在不必掏腰包了），只要是美國

、德國原裝，日本科學家發明的，或是清宮蔣宮秘方，即使一瓶只裝三十粒，價錢也要上千台幣。只怕是假貨，再貴阿舍也花得起，吃得起。

所謂補，就是補三餐之不足。像牧場的牛馬，就是知道去舐鹽石，如果牧場主人不知準備鹽石，牛馬就養不好。野生動物偶爾會去吃不尋常的食物，甚至有些蟲會故意吃有毒的植物，讓小鳥不敢去吃它們。

像每天滿漢全席的皇帝，青菜豆腐就是他的補藥。那些革命成功的頭子們，或錢花不完的暴發戶，痛恨以往三餐不繼、粗菜淡飯，就每日宴席酒肉，十年不到，個個罹患肥胖、血壓高、心臟病、糖尿病、胃腸病。這些人的補藥應該是走路、運動、慷慨和仁慈。

平常人只要均衡的食物，不必吃太飽，營養是不缺乏，身體不會有什麼大毛病的。如果認真工作，每天一粒綜合維他命也就夠了。如果又珍惜青春，不肯衰老，多加一粒含抗氧化的維他命Ｃ、Ｅ、紅蘿蔔素等。吃綜合維他命的好處是方便、便宜、及提醒照顧自己或親人的身體。

在歐美，健康食品及處方藥品對公眾是不可宣稱醫療作用，除非有充分的臨床實驗證據。上星期法國的農產品大展，有幾種酵素產品說明有醫療作用，就當場被沒收、禁賣。美國則鼓勵消費者去告發，國稅局查稅，海關證明走私等等。台灣的健康食品，聽說是特權分子在把持，後台很硬、亂登廣告、亂推銷，沒人敢異議。

每種健康食品跟中草藥一樣，有特殊成分，有生理作用也有副作用，過量或長期食用都有危險，要選擇一種適合你的症狀，實在不容易也要運氣。許多美國健康食品是針對肉食族，不吃青菜水果或魚的人設計的，或是針對唯利是圖，拼命想賺

大錢的人減肥，消除緊張，睡得舒服。附帶條件是適當運動，
七分飽、放鬆，或多喝水等等老生常談的養生之道。

你需要每日吃補藥嗎？為什麼？

藥草的功效證明

　　商品的廣告時常以明星、名人來宣傳，以期達到人人都愛用。藥草雖然不是大眾化的商品，但是如果加在飲料、食品、化妝品或本身就有特殊的療效，那麼也可成為普遍的商品，例如可口可樂 Coca Cola 原本是藥草涼茶。

　　一般民間藥草都是口傳，登山郊遊時，一行中可能有一兩位對藥草有點認識，或者遇到熟悉藥草的當地人，給大家學習的機會，其中難免以訛傳訛，或是無中生有，但是大部分多少有真憑實據，回家一試果然有效，這樣才可傳下去。

　　明代的李時珍以及近代在台灣的甘偉松教授，他們窮畢生之精力，所到之處，調查研究，著書公諸於世，歷代的本草就這樣編成的。完全是記載民間療法及藥草的特徵、採收等，有時連藥草的名稱、來源及藥用部分都必須再三求證，以減少誤差。像黨參、三七、五加皮、何首烏、淮山、杜仲、柴胡、當歸、芍藥、五味子等這些著名常用的中藥材，市場成品混亂、種類多，要歸根溯源往往花一個專家數年功夫，許多碩士、博士論文就只研究一種藥材的基源。如果名稱、植物來源都弄不清楚，談功效、研究成分、藥理，或做成健康食品賣，那是很不負責任，甚至害人的事。

　　前幾天一位巴西聖保羅的朋友王瑞霖先生，特地帶一支巴西人參的標本來給我看，不僅形狀酷似人參，而且氣味也很像，但是我一看它的地上部分的花果枝葉，似曾相識，原來是馬齒莧科的 *Talinum crassifolium* 原產於熱帶美洲。台灣早年

引進栽培，已在各地呈野生狀態，叫假人參，並沒像巴西人將它當成人參那樣寶貴使用。

說不定再過幾百年的民間嘗試，假人參真的被巴西人試出特殊藥效。如果有人沒看到地上部分，就把假人參的根拿去研究成分藥理，而後發表一篇人參新成分新藥理作用，可能轟動一時，卻經不起時間的考驗。事實上，每年數千篇的藥草研究報告，其中不乏指鹿為馬，真假不分，你相信那種「學術報告」嗎？

既使基源正確，藥草的有效成分隨季節不同，地區氣候不同而有明顯差別，要保持品質均一，能重複自己或前人的研究是不容易的，因此，根據某人在那一年那一本雜誌上的報告，而轉述這種藥草有什麼功效，並不十分可靠。

一旦當做商品廣告時，往往編者故意誇張該項不能被證實的報告，登在大眾的報刊雜誌或產品說明書。每種藥草都有可能成為治百病的仙丹。

研究者限於經費、人力及設備，往往只能做最簡單初步的試驗，絕大多數是想證明藥草或其主成分的藥效，只有極少數肯花時間證明它沒效。

試驗時如果沒有對照組或雙盲試驗（即試驗對象分兩組，主試者及受試者均不知服用的是含特殊成分，或不含特殊成分）那麼試驗的規模及經費有時可節省60％到90％，要交差或沾點名氣是可以，要有突破性的結果就難了。即使是成分單一明確的西藥，由於實驗對象不同，假設不同，得到的結果往往出乎意外，互相矛盾。

至於消費者個人對健康食品的經驗談，只能供參考，保養身體尚可，用來治病就不要期望太高。

在古代，由於交通不便，民智未開，因此依賴當地藥草是

必然的，一種藥草往往適用諸多病症。

　　現代都市人太方便享受了，全世界最好的藥品都集中於一小間藥局，認識藥草的目的與其是治病，不如是為健身，並感謝大自然賜給人類如此豐富，如此奇妙的資源。

天然物化學

　　有一種小毛蟲為了求生，故意去吃一種有毒的葉子，小鳥吃了毛蟲之後會很難受，甚至生病死去，長久下來，鳥見到這種毛蟲就避開不吃它了。

　　南太平洋以及加勒比海，有許多魚、海鰻，在肉及肝中蓄積高濃度的海藻毒素 ciguatoxin，人吃了之後會神經中毒，失去味覺及對溫度的感覺，重者死亡，這種叫 ciguatera 的病，保護了該地區許多魚類，有時鯨魚群誤食蓄積另一種藻毒 saxitoxin 的鯖魚，也導致神經中毒，被海水沖到岸上。

　　花香花美是為了吸引蜂及飛蟲，去吃花蜜傳授花粉；水果青時酸，熟時甜，也是藉用動物來傳播它的種子。特殊的化學成分在天然界中扮演美麗共生，和平共存的角色。

　　每一種植物和動物的特殊成分，對它本身是有意義的，並非天生萬物供我用。如果自以為是萬物之靈、萬物之主，那是只會促使人類早一日在地球絕種。我們人體是一部非常複雜的機器，十分依賴豐富的天然資源，雖然有基本的水、空氣、陽光、食物及睡眠人就可以生存，但是食物的種類如果單一化，那麼健康就不保，因為人體合成的機能有限，像基礎氨基酸、維他命、礦物質等一定要從食物中攝取。

　　普通的糖類、脂肪及蛋白質是供給營養，較無特殊生理作用，像類固醇 steroid、生物鹼 alkaloid、脂肪族與芳香族 aliphatic and aromatic 等等特殊的化學結構，有特殊的生理作用。許多人體特殊成分在哺乳類甚至蚊子、螞蟻也都一樣

含有。

　　過去數十年豬和牛的胰島素，用於糖尿病患者的注射治療，最近豬血也可以精製後供人體輸血。動物，尤其家畜，與人相處，我們容易有認同感。像海洋中的魚類我們很難認同，其中幾種淪落水中的哺乳動物像鯨魚、海豚、海狗等最近才有環保團體呼籲保護同情。近年鯊魚軟骨含特殊蛋白質，據說可制癌、治關節炎、牛皮癬等，但是除了少數專家外，大多數人把鯊魚視為海中虎，除之為快。

　　鴉片含止痛聖藥嗎啡、止咳良藥可待因。茶葉含提神的咖啡因、止喘的茶鹼 theophylline。金雞鈉樹皮含奎寧 quinine 治瘧疾及腳抽筋、含 quinidine 治心律不整。青黴菌含抗生素盤尼西林，印度蛇木含降血壓的 reserpine。幾百種常用的中藥材也都含特殊的有效成分，還有更多的藥草尚未研究出藥用成分。

　　地球是一個化學合成大公司，億萬生物生活其間，每一種都是小型的合成工廠。植物藉光合作用可合成動物需要的營養，人是雜食動物，不能只吃一種植物而生存，需要多種植物所含的特殊成分來保養身體或醫治疾病。有時缺少一種簡單的化學成分，也會導致新陳代謝失調，像海帶中的碘，正是人體甲狀腺必需的，但是過多也不行。因此，在人口膨脹、都市開發、農地開闢時，如果很大意的把不起眼的動植物隨意滅絕，破壞生態平衡，很可能人類從此失去寶貴特殊成分，而這種成分說不定會醫治很多人的病。

　　天然物化學成分往往具有特殊藥效，現代製藥加以改進，以利人體吸收、加強作用。到目前為止，完全合成的藥品佔 20％，其他 80％ 的藥品，直接或間接與天然物有關，因此，把林木當柴燒或森林改成農田，和燒石油一樣，是十分可惜的。

秘　方

　　家父年輕時擔任鄉下小學教師，多才多藝之中又偏愛湯頭歌訣之類的藥書，有一天遇見一位嚴重病痛的外地人，家父隨手寫了一帖中藥湯方送給他。大約一個月後，那位外地人攜帶一家大小，每人手上提著大包小包的禮物，到家裡來叩謝，讓祖母及媽媽受寵若驚，不知如何是好，因為實在沒有神醫、大國手這個人，可能是運氣好吧。家父回家後難免挨了一頓罵。

　　春秋戰國吳越爭霸時，有位商人得知宋國有一處村莊，村民世代以染布漂布為生，每人下水之前手腳都擦一種防凍瘡的油膏，他以百金向村民長者購得配製油膏秘方，然後呈獻給吳王，並建議大量生產分配給每一士兵，該年深冬吳王舉兵侵越，因而大勝，並賜該商人萬金財富。

　　我大學畢業前，進入北醫生藥研究室，師承本草學及生藥學大師邢琦教授，經常參考『神農本草經』（後漢約西元 500 年陶弘景編著）以及唐宋兩代官定本草（如現今國家藥典）。方知民間所謂宮廷或祖傳秘方，實在先人早有記載，及至明朝李時珍，窮畢生精力，完成『本草綱目』巨作，更是收集幾乎全中國的秘方偏方，公之於世，造福著生黎民。

　　四月中旬，在台北幸會藥草仙吳進錩博士，那天下午他在台北市農會有「認識藥用植物」講習班的課，我也跟著去旁聽。教室在高樓，設備完善，坐滿了五十座位，學員來自社會各行各業，大半是三十歲左右，亦有退休者，每個人都抱著十分好奇，興趣盎然地爭看標本、看幻燈片、寫筆記、買參考書。

兩位博士輪流教三十小時，包括野外採集，每位學員自費美金兩三百元，在一個月中，研習台灣常見的藥草及其「秘方」。這種對藥草及自然環境求知的精神，是我在二、三十年前不敢想像的。

在台北，比較有名氣的中醫師或藥草仙普遍存在「秘方多少要保留」的困境，套句流行話語是智慧財產權的保障。就像可口可樂及百事可樂相爭那樣，其實可口可樂原始的湯方材料，經過一百年來幾次的修改，已面目全非，變成不是秘方的秘方了，任何一家小型的飲料廠都能配製幾可亂真的可樂。

我意思是說天下沒有什麼秘方，真的有也應該公諸於世，接受更多的挑戰，尤其是醫藥方面。歐美較開明的政府也較聰明，設立專利局，鼓勵大家研究發明，再申請專利保障。一年前中共政權曾下令收集全國草藥秘方，不見下文。那樣的中央專權是跟專利的原意相背的。一些暢銷的中藥製品，其實都有加西藥成分，如消渴丸、西瓜霜、銀翹解毒片。前幾年風行一時的「101生髮精」可能不摻西藥，但是它的效果跟薑酒差不多，價錢不該那麼貴。

寫到這裡，今晚教育電視台有一精彩節目「真有靈通？」像在佈道會神蹟醫病（原來牧師裝耳機，由助手提供預先調查好的特定觀眾病患的資料），以色列一位超靈可以熔化湯匙梗或單指彎門匙（原來都已弄彎，快斷了，你給新的好的他就不靈了，他也不能把斷的接回去）。蘇聯的超靈、氣功大師也都經不起簡單的客觀的實驗。半年多前北京政權宣佈所有的氣功師回家休息，不得再欺騙社會，結果還是有幾個跑來美國繼續表演。

人的意志是薄弱的，同時也希望更堅強，更擁有自己。有一位心理學教授給同一班的大學生，評每一個人的生辰八字及

性向測驗，隔一星期他給每人一張性格分析及評語，結果90
％都相當滿意，其實教授是故意讓每人都收到同樣的分析及評
語，可見人同此心，相命及秘方靈不靈完全是在說服力夠不夠
而已。

　　我很慶幸接受現代自然科學的洗禮，也還不致於窮到要靠
秘方來賺大錢，其實我知道的秘方還真不少，你要嗎？

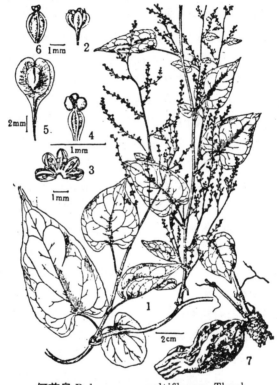

何首烏 Polygonum multiflorum Thunb.
1.花枝　2.花　3.花被剖開後示雄蕊着生的狀態　4.雌蕊
5.成熟果實附有具翅的花被　6.瘦果　7.塊根
（據藥植誌）

藥草名

前文何首烏（川七）刊出後，有位女士讀者打電話來質問，為甚麼把可以降低膽固醇的川七，說成何首烏呢？是不是搞錯了。這位讀者很有研究懷疑的精神，值得鼓勵。

隔幾日週末拜訪柑縣一位老朋友，他太太也說家裡有一盆三七，跟我文章講的不一樣，到後院一看，原來是墨西哥原產的蚌蘭 *Rhoeo discolor*，是鴨跖草科的觀賞植物，短劍形的葉片，背面是紫紅色，葉基有一朵蚌殼狀的花苞，在臺灣民間稱紅川七，紅三七草，全年採葉，涼血潤肺，去傷解瘀。由於家人懂得用，以為是寶，就從臺灣偷偷帶進美國，其實南加州園藝店也可找到類似蚌蘭的植物。

可見川七自古就是著名藥材，但是原植物是甚麼？明朝本草綱目李時珍說原名是山漆，後來簡化成三七，在四川產的叫川七，為止血及傷科要藥。栽培品以雲南文山產者為著名，原植物是五加科人參三七 *Panax pseudoginseng*。另有菊科的土三七 *Gynura segetum* 的根也是治跌打損傷，葉用來止血。真正的雲南白藥聽說除了人參三七的根之外，另加阿片粉，止痛效果特佳。

在中國大陸連菊科的根都當三七用，在臺灣以蓼科的何首烏或虎杖當三七也不稀奇，只是始作俑者的心意，我們現在無法猜測，可能以訛傳訛吧，反正一百多年前，真正的三七原植物是甚麼沒有人知道。

趣味的是，歷代本草對何首烏（夜交藤）的原植物描述，

也是眾說紛紜，甚至 1970 年代出版的中國藥材學，對何首烏的植物 *Polygonum multiflorum*，有附圖但是沒有描述正確。臺灣山野有何首烏的植物，但是沒人採其塊根當藥材，反而以薯蕷科的黃藥子 *Dioscorea bulbifera* 的塊莖切片，當本首烏（台灣本島的何首烏代用品）在藥材行賣。（臺灣產山藥之研究，是我 1967 年的碩士論文，本首烏是研究藥材之一。）

　　談到藥草時，我經常在中文名之後附拉丁文學名，即屬名及種名二名制，是瑞典植物學家林奈 Carl Von Linne（1707—1778）首創，全世界分類學家採用，主要是以花的構造來定類緣關係，命名者會把新種的特徵表現在學名上，像 *multiflora*（多花）、*discolor*（二色）、*bulbifera*（生球根的）等等。有時不同地區的同一種植物也被取不同的學名，而時有爭論，經過數十年的考驗，較不傳神，較無依據的往往就被淘汰不採用。

　　民間的藥草名往往很生動，如葉下紅、七里香、兔兒草、化石草、牛膝、羊角豆等，問題是鄉下人，如果沒甚麼訓練，很多藥草或藥材看起來差不多，因此就有三四種藥草都叫三七，或是葉下紅有五六種。

　　在藥學系課程中，藥用植物學及生藥學就是專門研究藥草及藥材的學問。美國的藥草名，像 Chickweed，Devil's Claw，Catnip，Broom，Horsetail 等如直譯的話常會誤解或不知所云，幸有學名才有可能瞭解比較。

　　臺灣島四五百年來接受中西文化的激盪，居民勇於嘗試新事物，把外來種加上本土色彩，發展出臺灣式的吃法、用法。像吃「川七葉」，簡直是獨立特行，全世界都沒有的新文化。真希望我能用英文發表在美國各大報，也讓美國人分享種何首烏，吃何首烏葉（川七葉）的臺灣經驗。

第二章

各 論

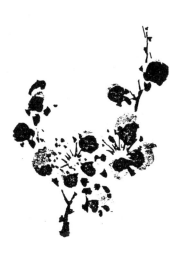

優果及乳酸菌
Yogurt and Lactobacillus

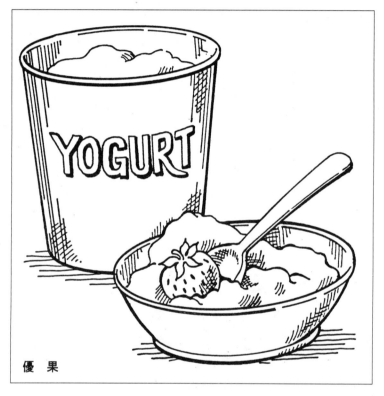

優 果

　　有些人不能喝牛奶，一喝就瀉肚，主要原因是腸內缺少乳
糖酵素。有的孩子感冒服用抗生素就瀉肚，是因為腸內的乳酸
菌被抗生素殺光了。有的人嘴巴常破，長白苔，或是女性經常
罹患陰道炎、尿道炎，很有可能是體內缺少乳酸菌。

　　小時在台灣，我很喜歡表飛鳴 Biofermin 的味道，肚子不舒服，媽媽就給我兩三粒，含在嘴裡，雖然不甜，一下子就化掉，藥效不錯。後來有台灣製的「表維命」，品質也非常好。這種乳酸菌製品，照理是應該放在冰箱才能儲存久一點，才不會失去它的活性。

　　剛來美國時，有一次不小心買到酸牛奶，喝一口，不僅酸，又臭。第一次吃優果 yogurt 時也是覺得太酸，不夠甜，還是台灣的養樂多好吃。後來美國超市的優果種類增多，味道逐步改進，連冰淇淋也被冰優果取代不少市場，現在反而覺得美國實在是享受優果的天堂，台灣的養樂多太稀太甜了。

　　在談到癌症時，我曾提起微生物與人體共生的事實，並不是所有的微生物都是壞的，像乳酸菌就是好的菌，它會產生過氧化氫（雙氧水），讓雜菌不在陰道繁殖，由於乳酸菌耐酸力強，所以可在胃裡停留的時間比其他細菌長。吃優果或表飛鳴之類含乳酸菌產品，是可調整腸胃菌的平衡，抑制病原菌的繁殖。

　　優果的製造方法是先把牛奶（全脂或脫脂）加溫，再加兩種活性的乳酸菌（加市場買回來的優果或養樂多亦可），然後慢慢攪拌冷卻，使成均勻半固體狀。每公克優果約含 1 億 3 千萬的每一種乳酸菌。乳糖的含量牛奶是 4.6%，優果只含 3%，市面優果經常加各種水果風味。

　　優果是牛奶發酵酸化的產物，跟牛奶一樣也是含有乳糖，可能是乳酸菌會製造另一種乳糖酵素 beta-galactosidase，因此喝牛奶會瀉肚的人，吃優果再喝牛奶比較不會瀉肚。

　　經常吃優果，可減少嘴破、胃腸不舒暢，及肛門癢，也能預防酵母菌、白色念珠球菌的經常感染（白帶症）。要注意的是一旦陰道感染，還是要用抗生素（內服或陰道栓劑）才較有

效，優果的殺菌力是不夠強的，它產生的乳酸及過氧化氫只能抑制細菌的繁殖。經常吃優果也可降低患腸癌及乳癌的機率。

吃優果可以增進人體的免疫力，對某些癌細胞也有抑制作用，有一項調查報告，在三千婦女當中，經常吃優果的人比喜歡喝酒或吃冰淇淋的人較不會得乳癌。

吃優果會降低血中膽固醇濃度，其中有效成分 HMG（hy-droxymethyl glutamate）可以抑制膽固醇合成所需之一種酵素，另外優果含高量的鈣質，也有降膽固醇濃度的功用。最近發現有一變種的乳酸菌，可以吸收消除體內生合成膽固醇的中間原料 mevalonic acid。

總之，吃優果或服用乳酸菌製品是有許多好處的，對喝牛奶會瀉肚的人，吃優果大半不會瀉肚。優果含高量的鈣質，可防止骨質疏鬆，也會降低膽固醇濃度。優果不僅會抑制體內雜菌的繁殖，而且有抗癌作用。至於每天要吃多少優果才有這些作用？大概至少每天要吃三小杯的優果才見效果。

菌　茶

Kombucha

　　周末賴永康醫師夫婦，宴請老人醫學腦神經專家闕壯卿博士，邀我夫妻作陪，趁機會問一些長生不老術。闕博士的答案顯然令人失望，他說需要氧氣的生物都會衰老，氧化以及游離基的破壞使細胞損傷，恢復速度慢的就是老態或病態，多吃點抗氧化的維他命及青菜水果，確實可以延緩衰老。

　　一些藥局顧客或鄉親偶爾會傳授長生不老方給我，其中有關菌類的培養，想在此討論，供大家參考。上回談優果 yogurt 及乳酸菌一文中，提起吃優果的好處與方便。有一種據說印度僧侶得自西藏的白色醫療菌，在牛奶中培養繁殖，二十四小時後，一面攪拌，一面倒出牛奶飲用。據說明書，此醫療菌可治心血管疾病、任何呼吸道症狀、溶解腎結石、防止高血壓、防止癌細胞生長、提供使身體生命力保持均衡的維他命。說明書並未指出是　何種菌，可能是酵母菌吧。注意事項交待不可用含金屬容器，最好用塑膠容器，可猜想大概會分泌酸性成分，腐蝕金屬。

　　1995 年在美國較受注意的是菌茶 Kombucha 昆布茶，亦稱 Manchurian　tea，　Kargasok　tea 滿州人茶、高加索茶。傳說在秦朝的「長生不老方」經由朝鮮的 Kombu 醫者傳入日本，再傳到蘇俄、印度等地，現時日本有一百萬人每天喝菌茶。有的說明書在 Kombucha 加 mushroom 菇或 fungus 黴菌的字眼，其實是數種酵母菌及細菌共生的菌體，外表有點像布丁或杏仁豆腐。

根據 FDA 今年 3 月 23 日發表的 TALK PAPER，給消費者的忠告摘要如下：於紅茶加粗糖的水液中加入一小塊菌體，經過一星期的發酵培養，即成菌茶。菌茶含多種有機酸，像醋酸等普通食物含有的，以及酒精。由於酸能溶解陶瓷器以及加彩色的容器中的鉛，所以請勿用此容器置菌茶。

由於自家製造的菌茶，有時難免污染霉菌，如會致病的麴菌 *Aspergillus* 等，在無菌設備生產出來的菌茶，FAD 都找不出有污染，加州衛生局對一家主要菌體供應廠臨檢，也發現合乎衛生條件。

FDA 沒核准菌茶用來治癌、愛滋病或任何醫療作用。

菌種除了最近有商品供應外，以往都是親友介紹贈送，並附送五六頁的英文說明書，把菌茶描寫成萬能藥 panacea，其中包括：消除皺紋、壽斑、防癌、幫助消化、通便、肩痛、喘、咳、減肥、安眠、糖尿、禿頭、更年期障礙等等。

培養菌茶的方法是先煮沸 4 公升的水，加一大杯粗糖，用木匙攪拌，再煮沸 5 分鐘，加五小包紅茶袋，10 分鐘後取出茶袋，等紅茶冷至室溫後，置一小塊菌體在上面，再用紗布蓋上，靜置 7 天。飲用時，把浮在紅茶上的菌體移至盤中或塑膠袋中，以便下次用。每天早晨空腹喝半杯菌茶，勿過量。美國 ABC 電視新聞 20／20 特寫節目，曾採訪一位家庭式菌體供應商，他滿懷喜悅，視菌體如己出，把繁殖的菌體，裝進塑膠袋，裝箱寄出去賣，顯然賺了一些錢，忙得不亦樂乎。

其實紅茶加紅糖就已經很好喝又營養了，加一片檸檬就很接近菌茶了，只是你喝的時候要喜悅感恩，珍惜上天賜給你的福份。

（多謝陳義達先生提供資料）

木 耳
Wood ear, Judas' ear

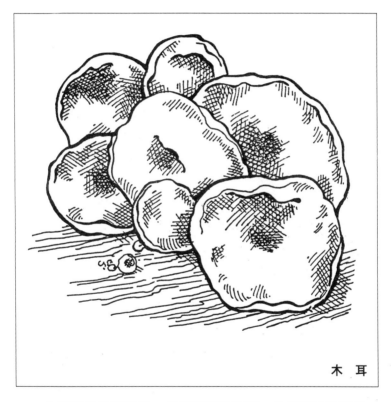

木 耳

　　中國餐館的酸辣湯，在美國頗受歡迎，尤其寒冷的天氣，喝一碗熱呼呼的酸辣湯，開胃活血又暢氣。酸辣湯主要原料除了豆腐就是木耳。另一道小菜用蔥及豆豉炒木耳也是營養可口。在家裡，煮飯時，抓一小把乾的木耳，泡在碗裡，過半小時

就膨脹脆嫩，隨時可加在各種菜色料理中，和香菇一樣普遍。

木耳屬於異柄擔子菌類 *Auricularia auricula*（拉丁學名的屬名及種名都是耳的意思），常附著於死樹幹上，擔子果成片狀，一邊粘在腐木上，表面向上突出，有點像耳朵。英文名叫 Judas' ear 或簡稱 Jew's ear。傳說出賣耶穌的猶大，後來自吊於接骨木，木耳長在該接骨木樹幹，意味猶大罪有應得。在歐洲木耳用於治喉痛、眼疾以及消腫。在中國木耳用來治痔，女子崩中帶下，月閉血凝等。

木耳的成分分析如下，100 克的乾燥木耳含 10.6 克蛋白質；0.2 克脂肪；65 克糖類；7.0 克粗纖維；5.8 克灰分；375 mg鈣；201 mg磷；185 mg鐵等。另外有藥理作用的多糖類，如 glucans 及酸性的 heteroglycans 亦被分離。

木耳的多糖類能刺激人體淋巴球合成核酸 DNA 及 RNA，因此有增強免疫力的功能。有對抗血小板的凝血作用，對預防狹心症有幫助。在老鼠試驗中，木耳的多糖類有以下各種藥理作用，如防止細胞突變，但不能抑制肝炎；治療胃潰瘍，對胃酸及胃的分泌無影響；降膽固醇，三酸甘油脂；消除游離基，抗衰老等。另外它能阻止受精卵及胚胎的著床，而有流產的作用，所以剛懷孕或想懷孕的婦女要避免吃木耳。

白木耳，亦稱銀耳，學名是 *Tremella fuciformis*，自古即視為滋補強壯劑。在酒席上白木耳加蓮子加紅棗熬成的甜湯是人人喜愛的。雖然美國南部也有野生的木耳及白木耳，但是殊少食用或藥用。在中國則自古即懂得尊奉為健康食物並人工大量栽培，潤肺生津，滋陰養胃，益氣和血，補腦強心。

白木耳的多糖體成分 polysaccharides A,B,C, 植物固醇 ergosterols，不飽和脂肪酸 oleic acid，linoleic acid，以及一些磷脂都曾被分離定量。多糖類的藥理作用包括增強免疫系

統，減輕輻射傷害、抗腫瘤、降血脂肪、消腫、保肝、降低 LDL 膽固醇、及防止血栓等，比木耳還神通廣大。

臨床方面，polysccharides A 及 B 經不同的研究單位，重複證實具有增強免疫的作用，如慢性氣管炎患者服用後，可增加巨噬細胞的吞噬作用，恢復癌症患者化療及電療後的免疫力及刺激白血球的活性。另有一項 45 名慢性肝炎的患者，服用白木耳多糖體膠囊，三個月後，症狀顯著改善者 56.3％，追蹤三年之後，其中 16 名完全康復。

有關木耳或白木耳多糖體的藥理或臨床試驗，大多數是近十年來中國大陸及日本學者研究發表，雖然都是初步或缺少雙盲嚴謹的實驗控制，但是同樣的藥理效果能在不同研究單位，不同時間，重複證明，令人不得不相信古人的智慧經驗。日常三頓在廚房、在餐廳，我們隨時都能享受像木耳及白木耳這樣價美物廉的健康食物，真是享口福老長壽。

實用食譜

木耳粥：木耳或白木耳 5 克，糯米 100 克，大棗 5 枚，冰糖。將木耳在溫水中泡軟，洗淨，去蒂，撕碎，放入鍋中與洗淨的糯米、大棗加水煮沸後，改用文火熬糯米成粥，酌加冰糖即可食用。

涼拌銀耳：白木耳 20 克，火腿絲 15 克，調味料。將白木耳在涼水中泡開，洗淨，放入沸鹽水中煮開即撈起，切絲，加火腿絲，酌加糖、麻油、葱花，即可。

功用：滋陰、潤肺、補虛、養胃。

香　菇
Shiitake

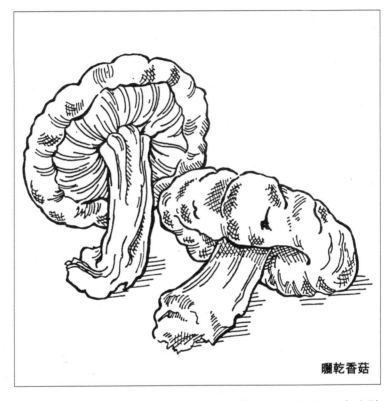

曬乾香菇

　　香蕈首載於元朝吳瑞編的日用本草（1329年），宋人陳仁玉著菌譜甚詳，將五台山出產的香菇叫台蕈，「其質外褐色，肌理玉潔，芳香韻味」評價極高，蕈字從覃，覃是延續之意，覃味雋永。香蕈俗名香菰，到台灣都寫成香菇。

在日本香菇叫椎茸 shiitake，英文就稱 shiitake 為香菇，另一種香菇 matsutake 松茸，在日本、加拿大、美國皆有野生。茸是初生之草，像鹿茸是初生之鹿角。在日本各種香菇名稱分得清楚，價格相差甚大。一般消費大眾認為只要是日本貨，就是好的香菇。其實成為商品包裝的香菇，現時都是人工大量栽培，尤其數十年前「太空包」（木屑有機質培養基）在日本發明後，世界各地連南加州也參與生產行列，到超級市場買新鮮的香菇、蠔菇 oyster mushroom，就像買一般青菜那樣簡單平常。

傳說西元 199 年，日本天皇 Chuai（可能是華裔）接受九州原住民呈獻的椎茸，這大概是最古早的香菇文獻記載。香菇的學名 *Lentinus edodes*（種名 *edodes* 是可食之意），同類植物有許多外形看起來很像卻有毒的，所以野菇不能隨意採食，最好加入當地菇菌協會，有人指導，有書對照才安心。

香菇的一般成分，隨加工方法、採收日期、培養基營養等的不同而有變化。例如礦物質的含量，如果培養基鈣質含量高，則採收的香菇含鈣量可能增加三倍。植物固醇 ergosterol 經陽光催化可變成 Vit D-2，香菇經日晒乾後，Vit D-2 可增加達五倍，而且氨基酸也增加，變成較香、較甜而不苦。菇體越成熟，所含的氨基酸、蛋白質、多糖體、脂肪、Vit C、礦物質等含量越高。而菇柄相對的各種成分含量低。所以商品以菇面大且厚，菇柄短者為高貴，是有道理的。

新鮮香菇聞起來的微弱香氣是 octenols，煮時的香味是 octyl alcohol 及含硫成分 trithiolane 及 tetrathiane 等。香菇的細胞壁所含的一種多糖體 lentinan，分子量約一百萬，全由葡萄糖直排或橫接而成的三卷螺旋體 triple helix，它耐高溫、耐酸鹼。lentinan 及香菇菌絲的粉狀抽取物 LEM，是近

三十年來，數百篇動物藥理試驗、人體臨床實驗，以及製劑、毒性研究的主要題材，現在簡略擇要提供大家參考。

香菇的抽取 LEM 及多糖體，1969 年日本國立癌研究所，證實有抗癌作用，不論口服或打針，都能有效的抑制癌細胞，它不是直接攻擊癌細胞，而是提高各種免疫系統，來對抗癌細胞。雖然不是所有的癌細胞都能被控制，但是在動物飼料添加，或每日食物包含香菇，致癌率減少一半以上。不僅對癌症患者，經過化學療法的患者，而且對健康的人體，lentinan 都能增強免疫機能。

在對抗濾過性病毒 virus 方面，不僅 lentinan 及 LEM 顯示強力的作用，而且最近從香菇抽取出來的木質素 lignans，也能增進免疫力來對抗疱疹及愛滋病毒，效果比目前的特效藥都好，而且沒毒性。肺結核桿菌已產生抗藥性，不易根治，lentinan 的針劑證實可改善病人的體質，亦能幫助消除細菌毒素 endotoxin。肝癌細胞的擴展，可能因 LEM 及香菇多糖體的保肝作用而緩慢下來。對慢性肝炎 B，lentinan 及 LEM 都有顯著效果，每天吃香菇也會降膽固醇。服用 LEM 一個月後，愛滋病患者血液中 T-cell 數目倍增，顯著改善免疫力。

香菇雖然無毒性，但是有些菇農，對香菇的孢子產生過敏反應而得皮膚炎、氣喘等。香菇也有一點抗凝血作用，因此服用 Aspirin 或 Coumadin 等通血藥品的人，吃香菇要小心。服用 LEM 超過一星期（每天至少 50mg），可能會瀉肚或皮膚炎。

以食補來抗癌，每天至少要吃新鮮香菇90 克，乾品 6～16克。如用 lentinan 針劑，每星期打兩次，每次劑量 1～5 ㎎即可，如超過 10 ㎎反而壓抑免疫系統。美國健康食品店也有賣香菇製劑，如依標準抽取，含 lentinan 有定量，較易調整劑

量。服用 LEM 每日 2～6 克，病情穩定後再減為 0.5～0.1 克。

近兩年日本人流行香菇湯（香菇、菜頭（蘿蔔）、菜頭葉、牛蒡及紅蘿蔔等五種，用水煮沸一小時，取湯當茶喝）據說治百病。

寫本篇花費很多時間，因為參考文獻太多，取捨不易。香菇真的那麼靈嗎？適時請教服務於美國疾病控制中心及愛默里醫學院的林榮寵教授，經過二十年的抗癌藥物研究，他轉而相信綜合的天然藥物成分。像一些中藥湯方確實可激發人體的免疫系統而強壯身體。我昨天中午，喝了一碗香菇肉羹，既解鄉愁，又覺精神百倍。

實用食譜

香菇白菜水餃：適宜素食者。

香菇炒荸薺：鮮香菇 250 克，荸薺 100 克，蒜頭 1 個，酌加薑、麻油、鹽。

功用：此道菜能增強身體免疫力。

靈　芝
Ling-Zhi, Reishi

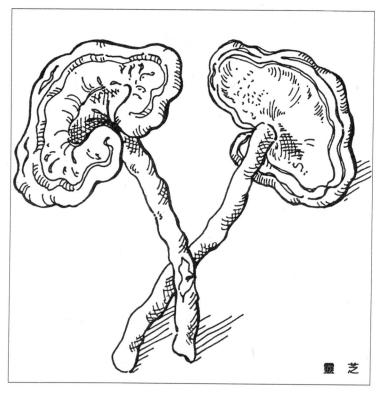

靈　芝

　　李時珍認為「芝亦菌屬可食者」，故列入本草綱目的菜部，並將神農本草經記載的青赤黃白黑紫六芝，併在一起。由於罕見，所以自古六芝皆被視為仙藥靈草，久食輕身不老，延年神仙。

為什麼後來又有五芝、五色芝呢？原因是後漢時代，道家陰陽五行之說盛行，認為六芝中紫色芝較普遍常見，所以認為非五芝類，以配合五色生於五嶽，王者仁慈則芝草生。李時珍就知道「本經惟以六芝標名，然其種屬不可不識」，而列出寄生於不同樹種，總數一百二十種芝菌，並說「五色之芝，配以五行之味，蓋亦據理而已，未必其味便隨五色也。」所謂氣味，就是本草上簡單的化學成分歸類，如酸、苦、甘、辛、鹹、有毒、無毒等。

日用本草（元朝吳瑞著）的「石耳」，在本草綱目釋名「靈芝」，是李時珍引用「靈苑方」一書，而後靈芝一辭始見於文學小說。吳瑞稱「石耳生……諸山石崖上，遠望如煙」。這種石耳，有可能是雲芝 *Trametes versicolor*，英文叫 turkey tail 意即多種顏色，又很薄，分佈全世界。近十年日本人用其多糖類抽取物 PSK（polysaccharide kureha or krestin）及最近分離發現的 PSP（90％polysaccharide, 10％peptides）來治癌相當流行，與鯊魚骨粉併用宣稱最佳療法。

PSP 主要是葡萄糖連結（1-3 及 1-4）而成的多糖類，口服及注射皆能增進 T-Cell、噬菌細胞、interferon、interleukin 等免疫系統，與刺五加 *Acanthopanax* 的抽取物有類似作用，PSP 對抑制數十種癌細胞均有顯著作用。一項臨床試驗，485 名癌症患者，經過化學及放射療法之後分為兩組，其中一組給予 PSP，不但可以減輕痛、無食慾、倦怠、口乾、喉乾等現象，而且比對照組顯著體重增加，T-cell、NK cell、IL-2、造血機能等皆有改進，PSP 有毒性，LD50 是 10.0mg／kg，也會影響染色體。

PSK 於 1975 年開始即多次被印證有抗癌作用，能提高免疫機能、抗氧化、清除游離基等。每日服三～六克可減輕放射

治療的副作用，並延長壽命。1982 年日本東京國立癌症醫院
婦科的研究報告，指出子宮頸癌患者，經放射治療後，給予 P
SK 一組，五年內去世者只有 21％，沒給予 PSK 一組五年內
去世者 52％，有明顯差別。其他癌症如胃、大腸、鼻咽等臨
床對照追蹤，服用 PSK 者，療後體力較佳，存活率達二倍。

　　一般靈芝外殼呈紅棕色或近黑色、光亮、學名 *Ganoderma
lucidum* 寄生於腐朽的硬木如梅、李、櫟、橡、槲等樹木。由
於罕見，自古即帶神秘感，日人森繁昭 Shigeaki Mori 專心
研究十五年，終於成功的利用梅樹老舊枝幹磨成的木屑栽培靈
芝。

　　近二十年來才有大量栽培，而有靈芝茶、靈芝健康食品銷
售，臺灣製市售零賣比日本製便宜，應該可以安心使用，至於
中國大陸製品原料及濃縮有問題。

　　靈芝的礦物成分與一般根類蔬菜無異，有的分析含鍺 Ge
，可能與生長地點或培養基有關。特殊成分主要是十幾種 gan-
oderic acids（有降膽固醇、降血壓等作用），及多糖類 gan-
oderans A,B,C（降血糖），beta-D-glucan, GL-1, FA 等
（抑制癌細胞，增強免疫機能與 PSK 作用差不多）。跟人參
一樣，靈芝也被視為萬能藥，各種疾病、藥理作用都有人花費
時時間去研究，還寫論文發表，但只能供一般參考。

　　比較特殊的臨床試驗如 B 型肝炎患者、慢性氣喘患者、
患過敏的人等，靈芝的有效成分抽取物，確實有些效果。另外
高山缺氧症及罕見 myotonia dystrophica 萎縮性肌強直病，
靈芝的抽取物均能減輕症狀，增強體力。

　　靈芝、雲芝或香菇等菌類，採集後要儘快冷凍，二十四小
時後用低溫烘箱乾燥，或日晒，才能保存有效成分。

綠藻與麥草精
Chlorella and Barley Green

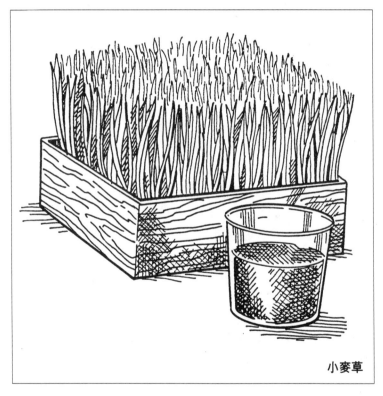

小麥草

　　我們都知道，葉綠素的光合作用是人類食物的基本來源。綠色代表生命，許多孩子不吃綠色的蔬菜。在這裡我特別將最進化的麥草（禾本科，*Hordeum vulgare*）及最原始的綠藻合在一起談，因兩者基本成分差不多。

　　綠藻 chlorella 屬於淡水藻，在溫暖陽光地區繁殖很快，在美國用來淨化污水池。因為綠藻不僅可以從污水中製造出大量的蛋白質，而且會產生一種抑制細菌生長的成分 chlorellin，很有效率的把家庭污水淨化。同樣原理，綠藻也曾應用於模擬的太空船，利用人體的排泄提供乾淨的水，食物，及氧氣。

　　綠藻含 2%的葉綠素，70%的蛋白質及微量的綜合維他命。三十年前台灣綠藻公司創立，專門生產綠藻，供應日本的綠藻公司，在台灣一般民眾，至今尚未接受綠藻的口味，儘管廣告宣傳綠藻至少有下列益處：整腸通便，消除脹氣口臭，加強免疫系統，防癌，防衰老，降血壓等等。

　　大約 1950 年，我家附近的三間廟大鬧熱，善男信女香火不斷，那幾天有人供應新鮮的麥苗，免費讓人索取，看起來跟稻苗沒兩樣。當時每天清晨也有一攤「大麥粥」沿街叫賣。另外在五穀王廟旁也有一家製造麥芽糖的小工廠，有時，當藥劑師的舅父來買一小桶，也會順路到我家，分一小碗給我吃，還說明麥芽糖優於蔗糖的道理。

　　現在想起來，那又甜又熱的「大麥粥」就是美國人早上常吃的麥片 cereal。那綠綠的麥苗成長之後就是大麥，用麥芽發酵作成的糖就是麥芽糖。大麥的英文名 barley 或 hordeum，自古世界各地栽培，除食用外，大麥煮成的粘液 ptisane 希臘人用來治腸胃炎，炒熟的麥粒用來泡茶，日本人把麥粒發酵做成味噌 miso。（大多數 miso 是用大豆做成的）。

　　大麥的麥糠含 beta-glucan 與米糠的 orizanol 一樣有降膽固醇的作用，這也是市場上褐色麵包比白麵包貴的原因。含麥糠的褐色麵包能預防癌，尤其是大腸癌，其中原因可能是麥糠能縮短食物停留在大腸的時間，防止便秘。

　　麥草精是麥苗壓汁去濃縮乾燥的，除了葉綠素之外也含蛋

白質及一些維他命，礦物質，有的牌子另外加米糠及海帶。如果不是太貴的話，麥草精及綠藻都是很好的營養食品，尤其對不喜歡吃青菜的人。

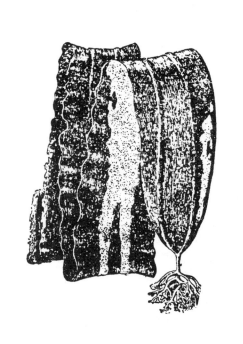

海　帶

海帶（昆布）
Kelp（Laminaria）

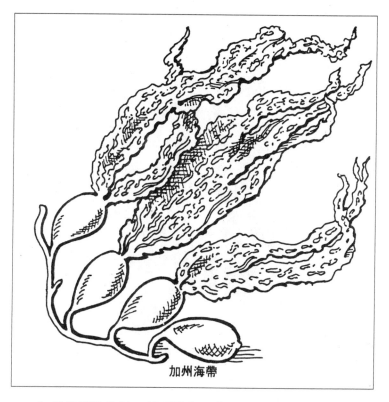

加州海帶

　　加州沿岸淺海是一長列的海洋森林，在岸邊常會看到被風浪打斷的褐色海帶，有時幾十尺長，英文叫 kelp。台灣海域所產的海帶葉片呈掌狀，*Laminaria digitata*。在日本、韓國附近所產的昆布，葉片呈布條狀，*L. japonica*。以上這三種

都屬褐藻類，是海底森林的最大家族，幾乎遍布各大海洋。

日本居民長壽的原因很多，諸如常吃豆腐、生魚、味噌、昆布等，歐美營養學家、醫藥專家就開始提倡，經過數十年的努力，終於把豆腐送進超級市場。要讓歐美人放棄生牛排改食生魚，放下起司（乳酪）改試味噌，或是在沙拉盤上加一味昆布，可能還要三百年吧。

昆布那種鹹粘滑軟又帶魚腥味的海中怪物，如果不懂料理調味加上曉以大義，實在不知如何吃它。老美也是有辦法，你不生吃，我就化整為散，讓你吃得爽快。

像冰淇淋，就是加上藻粉 Algin，才會粘成一團，其他許多食品也加藻粉，它是從海帶分離出來的粘液，這種多糖類的粘液人體不吸收，是優良的減肥（吃了會飽，但沒營養，低熱量）、通腸的食品添加料。

海帶含多種礦物質，尤其碘，但因產地及季節而含量相差甚大，從 0.03% 到 0.5% 都有可能，因此無法確定吃多少海帶就足夠甲狀腺需求的碘。在美國、瑞士、加拿大，食鹽都加微量的碘 iodized salt，因此每日需要量只 0.15mg 的碘，是沒有人會缺乏了。以往住在山區或內陸的人缺碘，易患甲狀腺腫大 goitre。人體含碘量約 14mg，全部集中在甲狀腺。

在美國健康食品中，海帶磨成的粉或片劑，民間用來治便秘、氣管炎、肺氣腫、喘、不消化、胃潰瘍、膽結石、肥胖、降血壓、強心。聽說還可清血，減輕關節炎、鎮靜、增加免疫抗體，還有皮膚各種毛病的紓解等等，（希望生意腦筋動得快的人，不要把海帶片劑又帶回台灣騙錢。）藥補不如食補，台灣海域各種海草海菜豐富，平常餐桌就可享受。

碘酒 iodine tincture 以往是優秀的殺菌劑，但是會刺痛傷口，後來發明優碘 betadine，用高分子把碘包起來，塗在

傷口比較不會痛,而且作用時間較久。碘的來源,大部分是把海帶海草燒成灰,再從灰中分離精製。

在這核子時代,每年都還有核子試爆,或核子發電廠爆炸外洩,空氣中充滿各種放射性物質,像鍶 Strontium 90,聽說多吃海帶(因為含碘)可以減少動物及人體對鍶的吸收。

日本人精通昆布的吃法,數十種料理以昆布為主菜,而且對昆布的研究利用也是獨步全球,許多有機成分如 histamine、laminine、脂肪酸等,從葉及葉柄中分離出來,證實有強心、降血壓的作用。粘液主成分 algin 也能吸收腸中的膽酸膽固醇而排泄。

在婦產科方面,海帶篷 laminaria tents 多年常用來促進陰道及子宮頸之擴張,以便診斷或人工流產,為了避免感染,近年才以合成的親水性高分子纖維,或前列腺素 E2,來代替海帶(葉柄)。

有一精彩短篇小說「味之素」,描述日本生化學家在九十年前,如何從昆布的蛋白質中,分離出味素,因而提供後世甜的滋味。希望下次你嚐海帶排骨湯時,也能分享味素的原味。

實用食譜

海帶排骨湯:海帶與排骨慢煲,酌加鹽、薑等。

涼拌海帶:海帶絲、嫩薑絲、蒜頭拍碎、紅辣椒少許,酌加糖、醋、白芝麻、麻油、鹽等混合的小菜,放冰箱四小時再吃,更入味。

海帶肉凍:海帶 200 克,帶皮豬肉 200 克。將泡軟的海帶切碎,豬肉切成小塊,放鍋內加水,以文火煨成爛泥狀,盛皿中,冷凍切條,沾醋吃。

銀 杏
Ginkgo

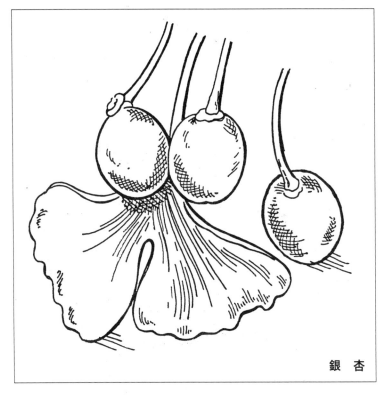

銀 杏

二億多年前，銀杏科幾十種植物就生長在地球上，比恐龍還古早，但是跟恐龍一樣，全部只能從化石中去回味，唯一例外的是銀杏（見附圖）*Ginkgo biloba*。

自古銀杏就在中國長江流域各地栽培，冬天採收其種子叫

白果或銀杏，一般當食用，小孩一次超過十粒可能中毒。到明代才入藥，主治寒嗽痰喘，小便頻數，日本在唐代即引進栽培，在京都各廟寺及大街道常見。

1727 年傳入荷蘭植物園，1784 年在費城植物園栽培。如今世界各大都市皆普遍種植。

在洛城我每天上班經過的漢亭頓大道，接近大西洋路交叉處有九棵呈甲字型的銀杏樹，均屬雄株，所以不會結果實。秋天，綠葉開始存積紅蘿蔔素及黃鹼素 flavanoids，顏色轉變成豔麗奪目的黃色，特殊的扇形或鴨掌形葉片，隨風飄落時就是入冬時節，是文學家及藝術家上等的題材。

如何分辨雌雄果？明代李時珍曰「去肉取核為果，其核兩頭尖，三棱為雄，二棱為雌。」三年前書法家忘年之交周樂先生，於華府近郊收集白果，送我一大袋，我曾仔細分別二棱及三棱，各置一堆，其數目比例約 5 比 1，即雌果多。據廖日京教授統計，可能三棱為雄果才對。

由於果肉含銀杏酸，與油漆及毒漆藤 poison ivy 成分相近，許多人會引起皮膚過敏，有的相當嚴重，因此觀賞栽培皆留雄株。在台灣溪頭台大實驗林有栽培。

約二十年前，歐洲學者，對銀杏葉的化學成分及其藥理作用開始研究，發現銀杏葉含 ginkgolide A, B, C, J, M 等，有血管擴張及抑制血栓的作用。至於銀杏的色素，早於 1930 年日本學者已有研究發表。近來每年有三四十篇銀杏的植物學、化學、及藥理學的研究報告。歐洲不但有銀杏葉抽取濃縮藥片出品，而且有注射針劑，至今美國 FDA 較持保守態度，銀杏製品只限於健康食品店。

哈佛大學化學系，於 1988 年合成複雜的，銀杏葉最有效的成分 ginkgolide B，對治療氣喘、老人癡呆症、耳鳴重聽

、偏頭痛、性無能，甚至器官移植的排斥作用等，可望有所突破，可能合成不易，產量不多，至今大部分藥理實驗仍用天然抽取的混合物。以下列舉幾項臨床報告。

1.**老人癡呆症**：銀杏葉抽取物給二十名老人服用三個月後，明顯增加患者注意力、警覺，及較恢復常態（1985，德國）。給三十名記憶不清的老人服用三年六個月，明顯增進腦力。（1992，英國）。

2.**偏頭痛**：1975及1978年法國兩組試驗，發現銀杏葉抽取物對偏頭痛有效。

3.**耳鳴及重聽**：耳鳴有可能是血液循環不良，有六組實驗（1973至1986年）證實一大半患者有改善，減輕耳鳴、昏眩，及重聽。

由於一些實驗不夠嚴謹，銀杏葉抽取物的品質，及有效成分的濃度的含量不一，因此不易重複證實。有些藥理作用是要服高劑量才有效，目前歐洲標準抽取 EGb 761，是含24％的黃鹹素 flavonoids 及6％的 ginkgolides。目前西藥有四、五種血管擴張劑，效果都已肯定，銀杏葉的成分是否較優越，尚待證實。

多謝先輩黃重明藥師提供本文許多資料。

人　參
Ginseng

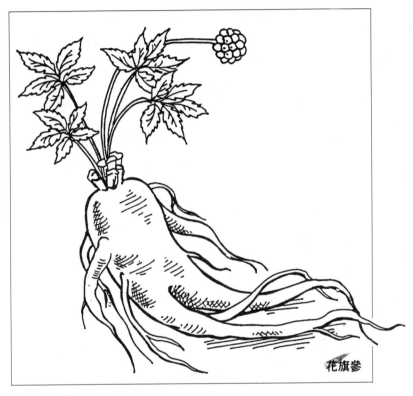

花旗參

　　「遠來的和尚會唸經」這句俗語套在補品上也有同樣情形。歐美人相信高麗參 *Panax ginseng* 法力無邊，東方人則視粉光花旗參 *Panax quenquifoliay* 為贈禮上品。

　　除了上述兩種主要人參產品外，另有三七人參（是雲南白

藥的主要原料，專治跌打、內臟出血等）、竹節人參（產於長江下游及日本，功用與三七人參同）、喜馬拉雅參（產於日本）、三葉人參（產於美國，亦稱矮參）等，都是五加科人參屬的植物，野生於林蔭下寒涼地帶，然近百多年來幾乎都是人工栽培。

　　以美國花旗參為例，主要栽培區在威斯康辛州，近來年產量約九十萬公斤，替美國賺九千萬美元外匯。中醫中藥界大略以外形、大小、密度，及是否野生而分品級。其實不管價錢貴賤，有效成分濃度含量差不多。

　　不僅高麗參與花旗參藥理成分類似，其他同屬的參類也都含同一類皂素配糖體，已發現的類似化學成分結構已超過一百種，但是都只微量存在，其他共同的植物成分也逐項見於研究報告。近十年的「化學摘要」索引中有關人參的成分或其藥理研究，全世界每年約一百二十篇，可見人參的魅力及傳聞，歷久不衰。

　　綜觀這三十年來各實驗室的動物藥理報告，證明吃人參有各種藥理作用，因劑量、服用期、及動物種類之不同，而呈現對腦神經有興奮，也有抑制作用，有降血壓、降血糖、肌肉鬆弛作用，也有止痛及消腫作用。由於尚無標準的人參抽取液，所以試驗很難重複肯定（像銀杏葉抽取液只有一種，容易規範）。但是以純皂素配糖體的藥理試驗，近年頗有成就。

　　例如 ginsenoside Rb-1 除有鎮痙、安神作用外，可預防緊張型的胃潰瘍，並加速細胞核酸RNA的合成。長期飼給混合的 ginsenosides 可降低老鼠的膽固醇及三酸甘油脂的血中濃度。有五種 glycans 可顯著降血糖，已從人參中被抽取分離。ginsenoside Rg-1 在婦科手術後臨床服用結果，比對照組大量增加紅血球、血中蛋白及體重。

　　人參的強心、強壯作用，可能是增強腦下垂體及腎上腺的功能。對受伽馬射線傷害細胞，人參可讓它較快速復原。至於人參可否增加受試者游泳時間至今尚未証實。近年來有一種西伯利亞人參，是五加科的刺五加，產於中國大陸及西伯利亞遠東區，是兩三公尺高的灌木，其根皮含 eleutherosides A-M，與人參的皂素配糖體極相似，藥理作用也相當一致。

　　今晨結伴到郊外沿溪登高，停好車，出發前，大姊給我兩小片高麗參含在口中，大概可生津解渴，增加體力吧。人參易受蟲蛀，採收後用熱湯煮一下，再來乾燥，較易貯藏是為紅參、高麗參。如直接曬乾，沒煮過，就是白參。紅參及白參成分功能差不多。

　　人參是多年生草本，至少要五至七年才能收成，生長期間難免要噴殺蟲劑，據說是農藥殘餘量最高的藥材，如果你是長期喜愛服用人參的人，最好向廠家或商家要求農藥殘餘量報告。有朋友應邀參觀參園，主人特地指出一小區，說是自己用的，沒噴農藥。雖然只是笑話，但是對消費者是一種警惕。

　　老美顧客喜歡問，人參真可壯陽？這問題就難回答了，人參某些成分是有擴張血管的作用，不過，人參有女性荷爾蒙的類似作用是確實的。

實用食譜

　　高麗參雞湯：高麗參2根切片，大棗5個，雞1隻，糯米2杯。將泡浸數小時糯米，塞入雞腹中，再加參片、大棗，加水淹齊，蒸兩小時，即可。

　　人參蜜棗茶：參片4錢，置大碗水中在電鍋蒸半小時，再加10粒蜜棗，續蒸一小時，喝湯，冷熱皆宜。

　　人參蓮子湯：人參3兩，蓮子30粒，杏仁2兩，冰糖4兩，加水8大杯，在電鍋蒸煮一小時，即成。

刺五加（西伯利亞參）
Siberian Ginseng

臺灣的嘉義酒廠以藥酒著名，其中雙鹿五加皮在消費者心目中，屬於高級名貴產品，不僅香醇濃烈，而且特殊的橘紅色成分會在酒杯邊緣浮動，印象深刻。

五加皮雖與人參同是五加科植物，但是在中醫藥方面向來不大受重視。它是 *Acanthopanax* 屬的幾種類似植物，隨產地不同，在夏季採取的根皮或莖皮。另外蘿藦科的杠柳*Periploca sepium* 的根皮，也被稱為北五加而廣泛使用。

五加皮是神農本草經上品，性味辛溫，去風濕、壯筋骨、強腰膝。五加皮配熟地黃、丹參、杜仲、蛇床子、乾薑、地骨（枸杞根）皮、天門冬、鐘乳石研粗末、絹包浸米酒，去渣，即成五加皮酒。

大約 1970 年代初期，美國開始注意到所謂西伯利亞人參 Siberian ginseng。在研究室有人問我，我實在不知是何物，現在知道它就是刺五加 *Acanthopanax senticosus*，一種普遍野生於華北、蒙古、東北、黑龍江、烏蘇里江流域的一種灌木。最近文獻都採用新的屬名 *Eleutherococcus*，是海參威當地蘇俄生藥學家們集體研究，報告發表採用的。也是俄國植物學家 Maximouvich 於 1858年命名的。（他也曾命名多種台灣植物）

除了一般植物成分外，刺五加葉片含大約十六、七種配糖體命名為 eleutheroside A-M，亦有稱 senticoside 者，其中有三四種成分與人參的皂素配糖體類似，其餘則大不相同。

根據許鴻源博士在美國創立的 Oriental Healing Arts Institute 於 1984 年出版的刺五加英文專書，*Eleutherococcus* 有以下一系列的藥理作用：增強適應惡劣環境的能力，改進工作的準確度，增加耐力，尤其是運動員的體力恢復較快，對疾病感染抵抗力提高，抑制腫瘤的成長，治療血管硬化，還有其他幾十種作用，包括降血糖等，這些試驗報告大都是 1960 年代或 1970 初期，蘇俄學者發表的，在共產專制或獨裁政府控制下的研究報告，是不是可靠，值得懷疑的。

刺五加根皮抽取物 eleutherosides A-G 部分，對小白鼠皮下注射，會降低血糖（Hikino H. et al 1986; Martinez B. et al 1984）口服則效果差，並且對耐力毫無幫助。人參可保護細胞免受伽馬輻射，刺五加也有一點點類似作用。刺五加的酒精抽取物注射到健康的人體可增加防疫細胞 T-cells 的數量（Bohn B. et al 1987），刺五加的抽取物有點類固醇的功能，也會略為增高血壓。

大體上刺五加服大量也沒甚麼副作用，但是說西伯利亞人參（刺五加）功能比一般人參優越，是沒這回事。倒是刺五加野生產量大，成本低，應該十分便宜才對。

研究藥草的學者有時喜歡發明新觀念，像抗氧化 antioxidation、抗游離基 anti-free-radicals。對刺五加則屬於 adaptogen 適應原。換句話說，低血壓者服用後可提高血壓，高血壓者則可降壓；過度興奮者可鎮靜，意志消沈者可提神；血糖高者可降血糖，血糖低時又可提供能量。天下果真有此妙藥？其實人體本身就有隨時適應調整的能力，所謂逆來順受，隨遇而安不也是人生必修課程？

山 楂
Hawthorn

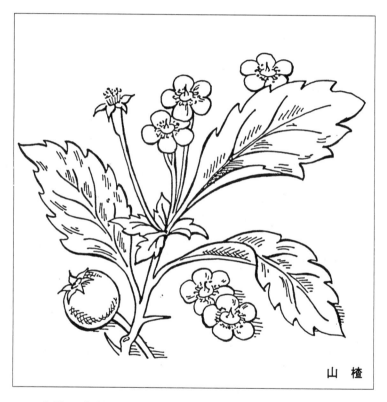

山 楂

　　山楂是薔薇科 *Crataegus* 屬開白色小花，清香、結紅色球果的灌木或小樹，在中國，野山楂 *C. cuneata*（或稱南山楂，種子五粒），北山楂 *C. pinnatifida*（種子 *3-4*粒），在歐洲叫 hawthorn的植物至少有三種，遠自希臘時代即有記載

，*Crataegus oxyacantha* （ *C. laevigata* ）（種子 2-3 粒 ）
，*C. monogyna*（種子一粒）及 *C. ambigua* 等。

　　山楂始載於唐本草，能增加胃分泌、促進消化、消積、除
脹氣，又為收斂、鎮痛藥，治腸疝痛、子宮出血、及腸痔便血
等症。山楂餅一名仙楂，是受人歡迎的點心零食，在歐洲山楂
做成果醬，山楂花有多種園藝品種顏色，除栽培觀賞外，亦因
枝密多刺常作籬笆圍牆。

　　山楂果含檸檬酸、蘋果酸、維他命 C 等果酸。近年從葉
、花、樹皮及果分離出黃鹼花色素 hyperoside、vitexin-
rhamnoside、leucoanthocyanidins、及 crataeguslactone（
a mixiure of ursolic、oleanolic and crataeolic acids ）
等，歐洲（尤其德國）學者發現山楂對冠狀動脈有擴張作用，
而引起全世界的注意。

　　山楂的花、果及葉子在歐洲民間用浸劑治療高血壓、心悸
、抗痙攣及安神。做成健康食品來治高血壓及心絞痛，有效成
分似乎是黃鹼花色素 proanthocyanidins。

　　一、山楂的黃鹼花色素能增加細胞中維他命 C 的濃度，
使維他命 C 安定不馬上被氧化，減少微血管的浸透性及破裂
。

　　二、山楂的黃鹼花色素，可以交叉結合人體組織中的膠原
collagen，防止膠原在關節、筋骨中因發炎而被損害，阻止游
離基 free radical 的破壞，抑制產生發炎的成分如 prostagl
、andins、serine proteases、histamine 、 及 leukotrienes
等。

　　三、使冠狀動脈擴張增加供應心肌的血流量，加強心肌收
縮能力，抑制 ACE（ angiotensin converting enzyme ）而消
除血管的緊縮，與現行的西藥 captoril 降血壓藥作用類似。

山楂果及花含 proanthocyanidins 相當多，已證實有以上強心降血壓之作用。

四、動脈中的膠原母質如果鬆散，膽固醇就容易沈積在動脈壁上，而山楂的成分可增強膠原組織，修補動脈損傷，減少血液中膽固醇含量。

五、一般強心劑毒性都很大，安全劑量範圍很小，像毛地黃 *Digitalis* 稍為過量易中毒，山楂作用溫和，如輕微的心臟衰弱單獨使用山楂即有幫助，較嚴重的心臟衰弱，山楂也可輔助較低劑量的強心劑。

山楂除了傳統的幫助消化外，它的黃鹼花色素成分對破壞膠原組織的風濕關節炎、牙周病、血管硬化等有改善作用。對心臟本身以及擴張血管的能力，使山楂有效的用於降血壓、心率不整、狹心症、及心臟衰弱，山楂可以補助強心劑及降血壓劑。

山楂的劑量是每天三次，每次花或果三至五克，泡茶喝，山楂酊劑（用酒精浸取）每次一小茶匙約 5cc。

實用食譜

山楂三明治：土司麵包塗 tuna 鮪魚醬，再加山楂粉末、沙拉菜，即成。

山楂麻球：在 100 公克豆沙餡中，加入 20 公克山楂粉末，混合做餡，包成元宵，外沾炒香的白芝麻，入油鍋炸至金黃色後，即可上桌。

麻黃及安非他命
Ephedra and Amphetamine

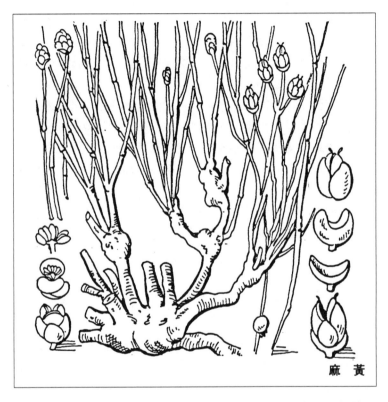

麻 黃

麻黃自古用來發汗、解熱、鎮咳、利尿、消喘、止瀉等，是數千年來中藥的主將之一，現時我藥局也有麻黃膠囊，治塞鼻、感冒。麻黃屬 *Ephedra* 植物，分佈全世界，中國地區常用的六至七種，每種莖枝至少含麻黃鹼 ephedrine 1.25%。

　　麻黃外觀像木賊（蕨類、木賊科，也是中藥，有分節的莖和輪生的葉），莖叢生，多分枝，每節三至七公分長，中藥通常去節（因為節沒含麻黃鹼），只用節間，長約三公分，用沸水煮過，再曬乾備用。根不含麻黃鹼，而含巨環生物鹼 ephedradines，有降血壓、止汗的作用，與麻黃鹼的強心、血壓上升、發汗等剛好相反。

　　美國西南部也有數種麻黃，但是都不含生物鹼，其中有一種內華達麻黃 *E.nevadensis*，常用來泡茶，香氣中帶澀，叫摩門茶。有人建議在西南區廣植麻黃，提高當地經濟。

　　麻黃鹼及合成衍生物，廣用於現代醫藥，其中最受爭議的是安非他命 amphetamine，化學結構式比麻黃鹼更簡單，作用更強，是十分有效的興奮劑。在美國安非他命之類藥物，廣用於減少食慾以減肥，需要醫師處方，屬管制藥品，因為它容易上癮。

　　由於安非他命化學結構簡單，只要稍有化學知識及設備，即可私自製造，在南加州、在台灣，經常有警方查獲安非他命地下工廠。麻黃鹼的興奮作用介於咖啡鹼及安非他命之間，另外也有一家天然工廠，製造跟安非他命同樣強烈的麻醉成分。

　　在肯亞、衣索比亞及葉門等三國高原，有一種衛矛科灌木 *Catha edulis*，當地名叫 khat 卡德，新鮮的葉子採收包裝，每日空運到鄰國。索馬利亞的軍人每天可分到二英兩，葉子在口中嚼，把汁吞下，甜中帶澀，不會疲勞也不會餓，而且富於攻擊性，主要成分是 cathinone，cathine 類似安非他命的結構。

　　卡德 khat 葉子是助長非洲東北部諸國戰亂、飢荒的原因之一，長期服用卡德會患高血壓、中風、心肌梗塞、便秘、牙周炎、營養不良、口腔癌，男子變成性無能，女子則性慾增強

，導致家庭分裂，社會經濟破產等。寬容痲醉藥品的後果實在不堪想像，誰說天然的成分無毒，無副作用？

藥草藥材是治病用，把它當成社交娛樂藥品天天吃，三餐服，剛開始會覺得藥效不錯，肥胖的減肥，失眠的安眠，該降的降，該升的升，但是一兩個月後，藥效漸減，反而顯現副作用。

在美國賣健康食品不可患大忌，就是不能任意在大眾媒體廣告醫療效果，有些消費者就等你成為賺大錢的公司之後，告兩三下，很快就破產收攤了。

有藥效的健康食品，多少都有副作用，都會有少數人不適用或過敏反應。因此我最怕有人要我編或寫促銷健康食品的廣告。像日本生意人盛行的「真實體驗談」，幾乎所有的病都包醫，在美國是行不通的。

麻黃製劑標準
Ma Huang Policy

　　美國營養食品協會 NNFA（The National Nutritioinal Foods Association）最近（1995 年 3 月）公佈麻黃製劑標準，希望同業遵守。在中藥方面，麻黃的炮製，主要是根據一千五百年前的「神農本草經」記載「凡用麻黃，折去根節，水煮十餘沸，以竹片掠去上沫，沫令人煩，根節能止汗故也。」

　　NNFA 制定的麻黃製劑標準如下：

　　1.「如果你有孕或授乳，或你有高血壓、心臟病、甲狀腺病症、糖尿病、攝護腺腫大引起的排尿困難，或服用 MAO 抑制劑，或任何其他處方藥品，務必諮詢醫師或藥師。如果煩躁、顫抖、失眠、沒胃口或嘔心，需降低服用量或停藥。十八歲以下不可服用。勿讓小孩接觸」。以上說明需印在含有任何麻黃成分的製劑包裝上。

　　2.所有錠劑（片劑或膠囊）最高麻黃鹼含量不得超過 10 mg。

　　3.指示用量需註明每次不得超過 20mg 麻黃鹼，每天不得超過 60mg。

　　4.所有麻黃製劑不得添加人工合成的麻黃鹼及其衍生物。

　　5.計算麻黃鹼的含量方法如下：

　　　*一般麻黃含 2%麻黃鹼，如超過需特別化驗。

　　　*濃縮的麻黃浸膏以含 6%麻黃鹼為標準。

　　6.麻黃製品不得售予十八歲以下的顧客。

　　7.除非麻黃製品標明氣管擴張劑，而且完全符合成藥 OTC

藥品的規定，本協會建議所有的會員、零售商、批發商、製造廠等不要冒險。

與 1994 年規定相較，今年多一項需滿十八歲的限制。筆者在前文「麻黃與安非他命」也提起，麻黃鹼這一類的成分有興奮、亢進、強心，降低食慾等作用，易上癮，易濫用。NNFA 加強麻黃製劑的標準，除了來自 FDA 的壓力之外，同業的自律也有助消費者的安心使用。

每種藥草或健康食品均含特殊成分，有其特殊的藥理作用，因此有效成分，或每次劑量，含多少，是要定量分析及臨床試驗，以求最佳品質。過量的維他命，也不是單純的排泄掉，有的會在體內蓄積，或影響體內的正常生理功能。像肝臟或腎臟機能有問題的人，不僅是藥品，連健康食品，維他命的服用都要特別小心。

即使在健康食品專業雜誌，廣告詞句或產品介紹也都針對其中有效成分，有憑有據。談到醫療作用都是相當謹慎保守，固然 FDA 隨時在看守，零售業者也盡量避免不誠實的產品。至於在報紙、電視、電台等大眾媒體、廣告近乎神奇的醫療效果，更是不可。

在德國，天然藥物製劑容易申請專利，而成為處方用藥，像銀杏濃縮，利膽片，Silymarin 補肝丸等。在美國連單一化學成分都不易獲准製造銷售，成分複雜的天然藥物更不可能被 FDA 接受。因此，天然藥物以健康食品的方式，讓消費者安心使用，製造商及經銷商都要珍惜這個機會，太急、太誇張了反而會扼殺本來是很好的產品。

阿　片（鴉片）
Opium

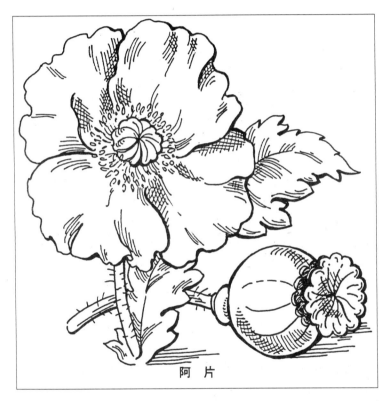

阿　片

如果說我這輩子也有過激情冒險，大概是在密西西比大學農場栽種大麻及阿片吧！我的碩士論文是苞葉阿片 *Papaver bracteatum* 的栽培與成分定量，這種來自伊朗高原的苞葉阿片不含嗎啡 morphine，而含高量的蒂巴因 thebaine，蒂巴因

可以在實驗室轉變為可待因 codeine 及其他止咳良藥。

1970 年時我們研究室與美國農業部合作，計劃如何用除草劑來銷毀阿片植物，並推廣不含嗎啡的苞葉阿片。附帶的我從麗春花 *P. orientale* 的根莖分離出兩種主要生物鹼，也發現從超級市場買回來的阿片種子 poppy seed 很容易發芽，並且快速長成一人高的阿片花，它的果實跟罌粟一樣含白色乳液，只是嗎啡含量較低一點。

三千年來，地中海東岸、中東（中亞）一帶，就知道把阿片當藥用，種子當調味料及榨油。明朝傳入中國時，也純屬藥用，阿片是最好的止痛、止瀉劑。直到十六世紀中在印度才有使用阿片上癮的記載，而十八、十九世紀吸食阿片在中國大流行，1840 年的阿片戰爭更加速列強瓜分中國的局勢。

我母親小時候，偶爾肚痛下痢，領有吸阿片執照的外祖父，會讓小孩吸一口阿片煙，母親印象中阿片煙真香，藥效神速。後來日本政府同意禁戒，設勒戒所（由杜聰明博士主持），相當成功，是醫學史上值得表揚的成就。有幾個國家的政府平時認真貪污買票，高興的時候隨意喊幾聲反毒口號，在御用電視留個畫面，讓更多人知道毒品有利可圖，幾家公立的勒戒所，成果低於 10%。

有些麵包添加阿片種子，吃下去後三小時，會在尿中檢驗出陽性的嗎啡及可待因。不過，因此而被訂罪的可能還沒有，其實阿片膏是很毒的，0.3 克即可致死，但是上癮的人，劑量高達四小時內 2 克，仍消遙自在。吸毒的現象之一是耐藥性增加，上癮之後不能中斷，會有戒斷症狀，如焦躁不安、吐瀉、精神錯亂等。

含嗎啡的植物全世界只有一種，就是 *P. somniferum*，種名的意思是催睡的，也就是有麻醉作用，在阿片膏（收刮果實

乳液去曬乾）中有 30 幾種生物鹼，其中嗎啡（20％），可待因（2％），蒂巴因（1％），另有非麻醉成分 papaverine（2％）。1803 年德國藥師 Serturner 首先從阿片膏分離出嗎啡，1820 年由默克藥廠生產製造。

1874 年有位德國化學家把嗎啡和冰醋酸煮在一起，合成海洛英 heroin，1878 年拜耳藥廠生產它，非常暢銷，一度曾被用為嗎啡上癮之治療劑，它藥效只有二小時，止痛、止咳、鎮靜效果比嗎啡強兩三倍，而且更易成癮，已成為世界第一廣用的毒品。

嗎啡至今還是醫院中最佳止痛劑，許多癌症患者是死於嗎啡過量中毒，它抑制呼吸，讓患者在安詳中去世。近年來也有強力止痛的透膚貼片，貼一張維持三天都不痛，可讓末期患者在家中靜待天日。

日據時代台灣有幾處農場栽植阿片，以供戰爭之需，現在全世界最大產區是雲南、緬甸、泰國交界的金三角，中東中亞也有，阿片膏收成後，抽出嗎啡，再製成海洛英，暢銷世界各大城市。

每年春天，五顏六色的觀賞用阿片花盛開，其中金黃色的加州州花則是另外一屬 *Eschscholzia californica* 同科植物，在州花公園的山坡上，一大片金黃錦繡。每一朵阿片花跟阿片果實一樣是造物的神奇。

可卡葉
Coca

　　大英百科全書對可卡葉的介紹非常簡短，在栽培產地名單中竟然有台灣，奇怪麼？

　　我有位舅父林淇漳醫師，曾做過船醫，遊遍南洋各地，每次帶回奇花異果，栽培在嘉義山仔頂，所以從小我們一家十幾口，每年四季都有熱帶水果享用，都是市面買不到的。舅父還雇人照顧藥草園，我只記得有化石草（爪哇原產），舅父的長春醫院有位助理洪東發先生，在舅父引導下，成為博物學家及標本收藏家。

　　我北醫畢業那一年暑假（1965），洪先生暗示我說在嘉義公園就可採到可卡葉。隔日一大早隨家父到嘉義公園，很興奮的發現在道路兩邊剪裁整齊的七里香矮牆，果然夾雜著可卡樹，採了一大紙袋的葉子，晒乾後帶回北醫生藥室當實驗材料。

　　嘉義公園鄰近林業試驗所，園中植物來自世界各地，是愛好自然，力行晨間運動的市民們常聚之處，數十年來可卡葉也與市民們相安無事。長橢圓形的紙質葉片，主脈紅棕色，主脈兩側各有一條弧線，此乃幼葉於芽中卷曲時折疊而生成的。

　　可卡一譯古柯，*Erythroxylum coca*，南美秘魯原產，屬名是紅木之意，秋天結紅色小漿果。當地居民採新鮮可卡葉，加點石灰或木灰，就像吃檳榔那樣，在口裡咀嚼，不但心情好也可忍饑忍勞。1886年有位亞特蘭大市的藥師 John Pemberton（1831-88），用可卡葉及含咖啡因的 kola 果做成增強精力的青草茶，叫 Coca-Cola（1905年以後不再用可卡葉）

，至今成為世界第一暢銷飲料。

可卡葉主成分可卡因 cocaine 有麻醉作用，尤其在黏膜（鼻腔，口腔）或皮下注射可阻斷神經傳導，而有止痛作用，近三十年也用其化學合成衍生物如 lidocaine, benzocaine，而延長作用時間，經常用於拔牙或小手術之前的麻醉。

根據 1992 年一項統計，全美國人口曾經試過禁藥的有 36％，年齡在 18 至 34 歲之間的則超過一半，大麻最多人試，其次是可卡因、PCP、LSD 等。可卡因的濫用始於 1980 年，至 1993 年達最高峰，成為美國最廣泛濫用的毒品。

可卡因用鼻吸或皮下注射都會有幻覺快感，但是最爽快的是做成煙捲來吸，即所謂 Crack，令人瘋狂的，數秒鐘就可以飄飄欲仙達到高潮，但是幾分鐘過後，可卡因在體內被分解，而失去魔力，極想再吸一口，再爽一下。

如用鼻吸，會經常流鼻水、鼻腔潰瘍。上癮的患者不睡也不吃，脾氣暴躁，不合群，性格不定，精神錯亂，有各種幻覺，感覺有蟲在皮膚下面鑽爬，甚至自殺。所以可卡因是九十年代美國最嚴重的毒品，政府不惜重金，與哥倫比亞可卡因大王宣戰，可惜嚴府多內賊，美國中央情報局妾身不明，成分複雜，預算來源神秘，時有販毒之嫌疑傳說。

可卡因的興奮中樞與安非他命相似，除了關進監獄、停藥之外，用針灸治療，輔以心理治療是目前最成功的方法。

青少年就開始吸煙喝酒的人，最容易受誘去試各種毒品，越陷越深，所以小學、初中、高中的學校教育應注重宣傳煙酒的害處，以治療代替刑罰。

吸毒的人是腦神經有病，是社會的負擔，我們要想辦法醫治他，使他成為對社會有貢獻的人。

大　麻
Marijuana

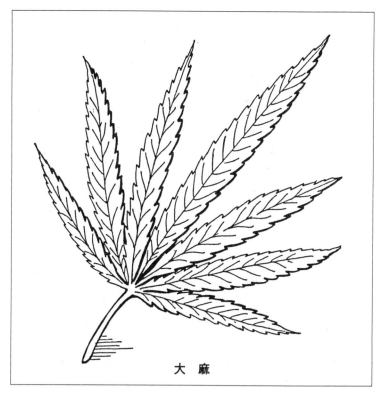

大　麻

　　初學毛筆字時，字帖有一頁寫著「蓬生麻中，不扶而直」，雖經家父解釋，還是不甚了解，後來到鄉村田野看到一大片黃麻，才知道原理。

　　大麻 *Cannabis sativa* 原產地可能是中國東北，也可能是

印度北部。我曾經分析印度北部野生，依海拔高度不同的十二品種，高海拔較冷的地區生長的大麻，含麻醉成分較少，甚至沒有，低海拔的大麻，含麻醉成分較多。

從植物學觀點，是葉片及花苞上面的腺毛，具有麻醉成分，主要目的是保護花及果實的成熟，種子本身（火麻仁、大麻仁）不含麻醉成分，可搾油可餵鳥。自古在中國，大麻是纖維的主要原料，麻繩、布衣，是取其莖皮加工而成，是一項很「麻煩」的工作。第二次世界大戰之前，美國也曾大量栽培大麻，取其纖維。變成毒品是越戰開始之後的事。

大麻是一年生草本，雌雄異株。根據密西西比大學藥學院農場的經驗，收集自世界各地的大麻種子，在農場上同時種植，株高，葉片大小，或許有明顯差別，但是花的構造卻都一樣，因此認定全世界都屬於同一種。

每年春天，在美國 Good Friday 之前（大約是清明時節）就一定要播種完畢，不然來不及秋霜之前收成，大麻可在三個月之內長一人高，水分肥料夠的話長十尺高是常有的，在沒有霜雪的地區，也可成為多年生的灌木，因此，大麻還是有經濟價值的纖維作物。

雖然古代本草藥書有記載，大麻花或大麻仁如果沒處理好，久服會令人見鬼狂走，令人狂笑不止。亦即花苞，果實外皮的腺毛含有麻醉成分，是有毒的。中醫數千年來也不曾利用大麻來麻醉或止痛，傳說中的華陀麻沸散，用來開刀前的麻醉，尚待考證，因為主要麻醉成分 THC，止痛效果不佳。

大麻已知化學成分，在 1985 年就有 420 種，只有主成分 THC 具有多項藥理作用，如降低青光眼的眼內壓；對化學療法，放射線治療引起的嘔吐，THC 有良好止吐作用。但是應用在醫療上也有一些缺點，例如吸大麻煙對肺及氣管的害處遠

大於香煙；THC 在體內脂肪組織會有蓄積作用，也就是不易排出體外，有可能中毒；吸大麻會影響視覺，反應遲鈍及降低協調能力，曲解時間與距離，視聽幻覺；THC 會影響性激素分泌及精蟲的形狀活性等。幾年前上市的口服錠劑 Marinol 就是用大麻的 THC 作癌症患者止吐藥，易成癮，也有種種副作用。

　　雖然吸大麻不像香煙那樣會上癮，本來不應該和阿片及安非他命同等罪刑，美國很多州對大麻少量攜帶及吸食都定輕罪，荷蘭法律甚至把大麻合法公開化，那是因為走私或偷種的大麻的麻醉成分不高，品質不一致，所以初吸者反應相差很多。如果是精製品或抽取濃縮，THC 含量可能提高二十倍至一百倍，那麼一旦開放，人人皆上癮，人人皆狂，是可預料的。單單是吸「煙」就會致肺癌，更何況含數十種特殊麻醉成分？

　　富家子弟如果不知感恩，沒有同情心，只圖享樂、刺激、麻醉，那麼大麻或其他毒品是不愁沒市場的。最近兩年美國高中生又開始吸大麻了，為什麼會有敗家子？令人深思。

五加葉黃連原植物寫生圖

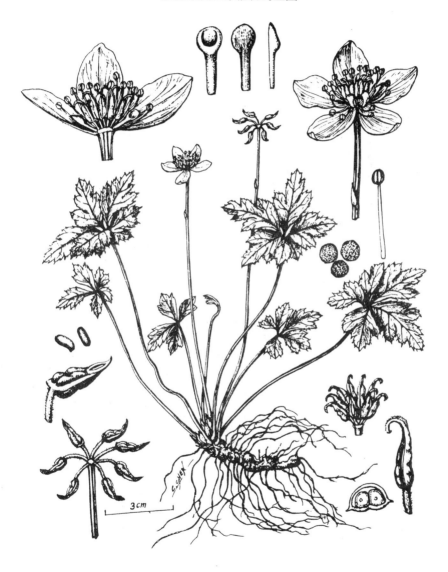

3cm

北美黃連
Goldenseal

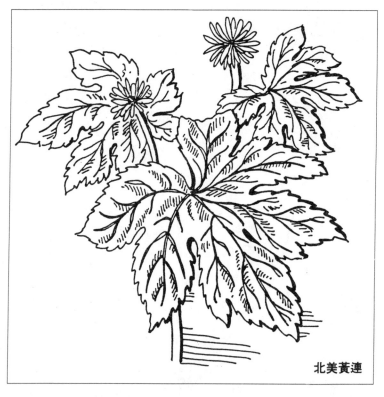

北美黃連

　　北美黃連是毛茛科 *Hydrastis canadensis* 多年生小草的根莖，外形有點像小毛蟲，含 10％生物鹼，其中 berberine 小檗鹼 65％而帶黃色，中國黃連含小檗鹼 7—9.5％，二者極類似。

新大陸早期移民，從印地安人學會用北美黃連來治病及染色。主要用於苦味健胃、胃腸炎、皮膚病及洗眼睛。南北戰爭後，北美黃連更是普及全美國，許多暢銷的新藥品都含北美黃連，不到幾年，野生的都被採掘殆盡。二次大戰後抗生素陸續發明，北美黃連的製藥式微，至今成為傳奇的藥草健康食品。

小檗鹼是廣效的殺菌劑，對口腔黏膜、嘴唇、嘴角炎、口臭等症狀，北美黃連粉是經濟方便的古方。對砂眼或眼睛的一般感染，北美黃連的眼藥水還是有用。

小檗鹼能促進膽汁分泌，所以對膽囊發炎，輕微的肝硬化也有治療效果。小檗鹼對痢疾或霍亂菌也有相當的抑制作用，同時也抑制大腸菌、酵母菌、念珠球菌及黴菌。這也是自古中藥中醫常用黃連的主要療效。

北美黃連除了小檗鹼外，還含約 4％的 hydrastine 金印草鹼，它會使手腳血管收縮而升高血壓，過量會引起痙攣及呼吸停止而致死。只要依指示用量，北美黃連的製品是不會有什麼副作用的，但是懷孕婦女尤其頭三個月，最好禁服，因為小檗鹼有可能會導致流產。

在印度曾有臨床試驗，以 0.2％小檗鹼眼藥水和 20％磺胺眼藥水比較對砂眼的療效。後者藥效強，迅速治癒，但一年後復發率高，前者雖然康復較慢，但一年後幾乎不再復發。於是研究者推論，小檗鹼在低濃度有可能促進人體免疫力，讓 T-Cell 數目增加，使病菌無法在體內繁殖，這種論法尚待進一步求證。

含小檗鹼的植物全世界有數百種，在北美洲，除了北美黃連外，較著名的藥用的植物還有北美小檗 *Berberis vulgaris*（用根部）及奧勒崗葡萄（十大功勞）*Mahonia aquifolium*（用根及樹幹），主要藥效也差不多，用於苦味健胃，腸炎痢

疾及各種皮膚症狀。

黃連在中國原植物是毛茛科的 *Coptis chinensis*，含主要生物鹼 berberine, palmatine, coptisine 等，日本黃連 *C. japonica*，台灣的五加葉黃連 *C. quinquefolia* 及眠月黃連 *C. quinquefolia f. ramosa*，均可做黃連用。

黃連味苦，性寒，瀉肝火，解毒。配黃芩、栀子、黃檗（黃連解毒湯）治疗毒、內熱口渴及心煩失眠等症。配大黃、決明子、菊花治眼赤腫痛；配五味子、甘草，泡茶漱口，治口糜口瘡，或在口腔、嘴唇患部塗點黃連粉亦速效，西瓜霜主成分是黃連。俗語說啞巴吃黃連，有苦說不出，其實在藥草中，黃連還不是最苦的。

約二十年前，美國吸毒族盛傳吃北美黃連膠囊，可避免在尿中被驗出嗎啡，那是外行話。反而因為用含小檗鹼的製品或藥草，會在尿液中被驗出誤以為是鴉片成分，二者在植物化學上是同一類生合成的生物鹼。

甘 草
Licorice

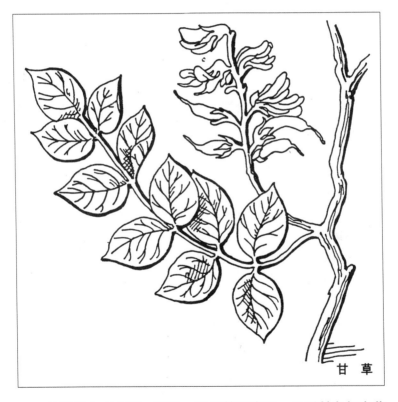

甘草

　　甘草自古在中國、希臘、羅馬就已廣用，是豆科多年生草本 *Glycyrrhiza*（希臘語甜根之意）屬植物，在歐洲主要是 *G. glabra*（果莢平滑），在中國大陸北方主要是 *G. uralensis*（果莢密生腺毛），用地下根莖及根。

　　神農本草經列甘草為上品，為眾藥之王，湯方少有不用者。可調和眾藥、解百毒、補虛損、潤肺止咳。甘草的特殊成分已知者數十種，其中最主要是配糖體甘草素 glycyrrhizin（7%～10%），它除了具有蔗糖五十倍甜度之外，在 1970 年代發現它的立體化學結構類似腎上腺皮質激素 aldosterone，因而適量服用甘草具有類固醇的作用。

　　歐美使用的甘草一向由西班牙供給，直到一百多年前才逐漸被土耳其、希臘、中亞細亞等地取代。美國每年需進口三萬噸的甘草根及二十噸的甘草濃縮浸膏（曬乾後做成條狀），主要用途是香煙及食品添加料。在美國偶爾有猛吃甘草糖果、甘草煙絲而引起甘草素中毒（每日約含一克，連續幾天）的醫案報告。

　　第二次世界大戰期間，有位荷蘭醫師發現，用甘草浸膏可治療胃潰瘍，但是副作用是臉及手腳水腫。這種副作用就跟後來過量使用類固醇如 prednisone（中藥製劑常偷加，以治氣喘、關節炎、止痛等）而引起的副作用一樣，水腫、鉀鹽過度流失、高血壓、頭痛、嗜睡、最後心臟停止（主要缺鉀鹽），或腎臟功能破壞而需洗腎。

　　利用甘草素來合成的 carbenoxolone 在一連串的臨床實驗中，並不比 cimetidine（Tagamet 抑制胃酸劑）有效，反而有上述的副作用。把甘草素從浸膏中抽離，剩下的浸膏不含甘草素，對保護胃壁沒作用，但也沒什麼副作用。

　　在中藥煎劑甘草除了矯味之外，本身也有廣泛如類固醇的作用，幸好一直當藥用，而且極少單獨使用，所以千年來也沒聽說中毒案例。在中藥店也有甘草粉，大多數人買一小包，在家裡吃蕃茄或西瓜時沾一點氣味，有人喜歡嚼甘草根，那樣也吃不多的。好東西不能吃太多，像甘草，少量有治病解毒功能

，大量反而會中毒致命。誰說中藥、健康食品沒副作用？要懂得吃，吃多也不好。

最近有風濕關節炎的草藥湯方在南加州推廣，其中亦含甘草，不知甘草素含量多高，如果含量高，也等於服用類固醇美國仙丹一樣，久服會有上述的副作用，需小心。

現在隨便介紹幾個含甘草的著名湯方供參考，補中益氣湯（黃耆、人參、白朮、升麻、柴胡、甘草、當歸、陳皮等），內疏黃連湯（黃連、山梔子、當歸、連翹、甘草等），四君子湯（白朮、人參、茯苓、甘草等），甘草附子湯（桂枝、附子、白朮、甘草等），如有高明的中醫師，這樣中藥湯方也能補現代醫藥的不足吧。希望再過幾年有科學家從甘草中再發現新的功用。

茶
Tea

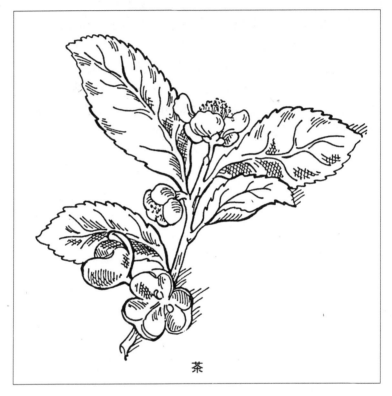

茶

　　雖然歐洲各國叫「茶」tea 是譯音自閩南台灣話，可是我家以前說「飲茶」，是指喝煮過的白開水，真正泡茶的時候是家有貴客，或是母親拜天祭祖，一家十口一年兩個茶罐都用不完。

　　我最喜歡喝的是新娘茶，因為是甜的，新娘端到面前，親友照例除了紅包之外，還要說幾句吉祥的四句聯，讓新娘聽了滿臉通紅，賓主盡歡。到現在，我喝茶還喜歡加一點糖，真的是門外漢，再名貴的茶葉，加了糖都分不出高下，我喝起來則喜氣洋洋，夏天喝冰紅茶，糖是非加不可的。

　　茶是十七世紀才由中國傳到歐洲，東印度公司包辦香料及茶葉的買賣。茶的稅捐則導致美國的獨立革命。台灣的茶葉外銷，二百年來是一門大生意，但是 1990 年開始卻要從外地輸入茶葉。原來 1973 年石油危機，帶給台灣貿易商大筆生意，國際貿易開始巨額剩餘，老百姓除了吃檳榔外，也開始認真飲茶，各地農會舉辦品茶比賽，冠軍茶身價百倍，觀光茶園也應景而生。藝術家開始燒製茶壺、茶具，婦女收藏名家藝品，老人則喝老人茶。

　　檳榔跟茶這兩樣含興奮劑的嗜好料，隨著台灣經濟的發展，消費量年年增高，也帶給台灣各方面表現的活力及社會的不安。茶葉含 1% 到 4% 的咖啡因 caffeine，會刺激中樞神經，而引起心跳加速、心神不定、失眠、增高血糖及膽固醇，增加胃酸分泌及胃灼。

　　曾有動物試驗顯示咖啡因對胎兒有不良影響，但是重複的臨床實驗，婦女每天喝兩、三杯茶或咖啡，對胎兒沒影響。如果讓嬰兒每天喝一大杯茶，則會妨礙鐵質吸收而導致小紅血球性貧血，大概是茶葉含單寧質，易與鐵質結合，而不利吸收，大人也應注意。

　　關於綠茶，日本學者近幾年有不同結果的實驗或統計，1992 年有一篇報告指出，每天喝五杯以上綠茶，又喜食鹹魚、鹹物的日本男人易患膀胱癌。同時則有三篇報告分別指出綠茶可能抑制小腸生癌，減少乙狀結腸息肉的發生，以及長期從事

茶道的婦女較健康長壽。

　　飲咖啡，飲茶是會上癮的，是有錢人的玩意兒。馬馬虎虎喝，那一牌子都不大介意，這樣可能健康一點；如果喝一杯咖啡美金五十元，一斤茶葉美金五百元，那個社會是有病的。跟著流行也不是不好，但是一聽到有人發表了正面或負面的學術報告，就惶惶終日，馬上改變生活習慣，那也不必。在台灣有位化學家，從來不喝茶，他的理論是茶葉吸收太多宇宙輻射線，多喝茶會引起癌症，你相信嗎？

　　飯後飲一杯茶，胃不會怎樣，空腹飲茶，胃的刺激大，胃酸增加，這也是見人見智，像我自己，晚上飲茶並不影響睡眠。最近市面有不少涼茶、青草茶、藥茶出現，還有一種健康食品 Km 就是道地的百草涼茶。

　　夏天煮一些車前草（五筋草）、桑葉、金銀花、薄荷、杭菊、茅根、再加一兩節甘蔗，就是健康涼茶，利尿解熱，消炎退火，心涼脾肚開。

　　我們常勸孩子不要偏食，食物要均衡，我想飲料也一樣，不要偏飲。

可可及巴西可可
Cocoa & Guarana

上期談過茶，意猶未盡，常常在想，為什麼我們的先祖，會從百草中選出嗜好料，而且世界各地各種族的嗜好料，竟然殊途同歸，含同樣成分，例如酒的釀造，以及含咖啡因的茶、咖啡、可可、巴西可可等等。

巴西可可是無患子科（與龍眼、荔枝同科），原產於亞馬遜河的 *Paullinia cupana* var. *sorbilis*，它的黃色果含三粒種子，種仁收集後，混合樹薯粉 cassava，磨細，做成長條，然後晒乾。日前暢銷的 guarana 巴西可可的商品是糖漿，濃縮液等，含高濃度的咖啡因，泡成飲料，也就是近兩年在台北流行的。

巴西的原住民以巴西可可待客，它含約 5% 的咖啡因，比茶葉還高，除了忍飢耐勞外，聽說可以預防疾病及壯陽。它也含約 6% 的單寧質，因此喝起來跟茶葉一樣澀澀的。微量成分有茶鹼 theophylline、theobromine 及皂素 timbonine，原住民用來捕殺魚類。巴西可可的水浸液有抑制血小板凝結的作用，（跟木耳及阿司比林類似）但有效成分尚待研究。

西方的減肥茶或減肥藥片常含巴西可可或巴拉圭茶 mate *Ilex paraguensis*，主要是利用其中的咖啡因，有興奮、減低食慾的作用。在台灣喜歡喝老人茶的人，也會瘦下去，是同樣道理。

可可 cocoa 是梧桐科可可樹 *Theobroma cacao* 的種子或種仁炒熟後磨成的粉，梧桐科（包括梧桐、山芝麻、蘋婆、

胖大海等）植物的種子、葉、及根大都含咖啡因及可可鹼 theobromine。可可樹原產於中南美洲，目前西非洲供應全世界需求量的 90％。

可可豆（種子）含 35％-50％可可油 cocoa butter, 0.5％-2.7％的可可鹼 theobromine, 0.25％的咖啡因。經過發酵及炒製後，可可豆含三百多種芳香成分。可可油在常溫下是易碎的固體，接近體溫則融化，造就巧克力入口即化的特性，藥品及化妝品也經常用可可油做基劑。可可油含某種安定劑可保存三至五年不變質。

可可豆經發酵炒熟後，壓榨去除一半可可油，而成可可餅。可可餅晒乾磨成粉就是可可粉，廣用於糕餅及飲料，可可餅也就是最基本的巧克力，西班牙人引進歐洲之後，才加糖、加牛奶、及各種香料，製成巧克力糖。在溫熱地區，巧克力糖要多加可可油或硬脂才不會在盒內融化掉。1996 年有三四篇研究報告，討論爲何巧克力會令某些人吃上癮，可能由於其中成分 phenylethylamine。

可可鹼作用與咖啡因類似，提神興奮作用較弱，但是利尿強心作用較強。曾經有一隻狗吃了兩磅的巧克力，興奮過度，全身痙攣，心臟麻痺而死，就是可可鹼、咖啡因的中毒。

可可 cocoa 如照西班牙譯音讀可可亞，跟含麻醉成分的可卡葉 coca 要分清楚，可可及巴西可可都不含 cocaine 可卡因。另外椰子英文名叫 coconut，都就要另外介紹了。

南美藥草巴地亞可
Pau d'Arco

1995 年 1 月份的美國科學 SCIENTIFIC AMERICAN
（創刊於 1845 年的通俗科學雜誌），有一篇近乎天方夜譚的
地質學報導。2 億 6 千萬年前，地球的七大塊陸地緊靠在一起
，尤其南美洲與非洲。但是在 7 億 5 千萬年前，這兩塊分得很
遠，而北美洲與南極洲是連在一起的。也就是 7 億年之間，北
美洲在太平洋中漂移翻轉。由於海底擴張，這兩億多年來形成
大西洋，才將南美與非洲推開，北美與歐洲推開。

7 億年前就有簡單的海中生物，兩億年前陸上的動植物已
十分繁榮了，至今大多數已絕種，現存的是以後才發展的。從
化石中，地質學家抽絲剝繭，而得知地球的劇烈變動，人類有
幸與其他生物共存在這世界，除了感謝上天，敬畏大自然之外
，還奢望什麼？

有人說能克服癌症就好了。五十年來各地研究室大概篩選
一萬種植物的抗癌作用，其中約一千種有效，值得重複試驗，
進一步分離其中有效成分，真正用於人體臨床者不過數十種，
而且毒性都很大，南美藥草巴地亞可是其中一例。

Pau d'Arco 當地印地安人意思是「弓木」，巴地亞可是
紫葳科喬木 *Lapacho colorado*（*Tacebuia impetiginosa*）
，開紅色喇叭狀的花，原產於巴西、阿根廷北部、巴拉圭等地
，亦名 taheebo, lapacho，及 ipes 等，大概樹枝很有彈性，
所以居民用來做弓。中國產紫葳科的藥材有凌霄花（紫葳樹的
花，通經、利尿、清血、消炎），梓樹的果實（利尿劑），楸

（樹的內皮為殺蟲劑），角蒿（果實為殺蟲劑），非洲原產的有臘腸樹（樹皮治潰瘍），火焰木（花治潰瘍）。

巴西聖保羅聽說有位台僑陳先生，二十年來整理兩三千種巴西的民間藥草，這種在巴西叫 Ipes 的巴地亞可，有些醫師還用於治療癌症或其他疾病，雖然巴西癌症學會對那些簡略的臨床試驗結果有所爭論，在 1960 年代，巴地亞可樹皮（內白皮）做的藥茶曾經被視為抗癌的仙丹。

巴地亞可樹皮，根據巴西當地居民及美國的路邊社（道聽塗說）的報章，可治白血症、糖尿病、各種癌症。外用治療外傷及念珠菌潰瘍，特殊成分已知有 lapachol（2%-7%），β-lapachone，及 tabebuin 等 quinone 類化合物，但是 1988 年加拿大市場品檢驗十二種巴地亞可製品，只有一種含特殊成分，而且含量極低（0.01%以下）。

主成分 lapachol 的藥理作用除了抑制 gram（＋）細菌、桿菌、瘧疾原蟲、錐蟲之外對 Walker 256 腫瘤，Yoshida 肉瘤，也有艮好的抑制。美國的 NCI 國立癌症研究所曾核准 lapachol 的人體臨床試驗，結果並無抗癌作用，可能是口服的吸收不艮，血中濃度無法提高，後來就不再繼續。高濃度時（0.01mg 到 1mg/ml）lapachol 會破壞免疫系統的淋巴細胞及粒性細胞，對一般細胞也有毒性。在臨床試驗中，常見的副作用是嘔吐、想吐及抗凝血（可用 vitamin K 來改正），巴西的研究報告則列頭暈，想吐及極少數的瀉肚。

巴地亞可樹皮及抽取物做成的藥茶在健康食品店都可買到，藥效如何就不得而知了，所謂具備多種療效的神奇草藥，大部分是商人的花招，當然我相信一定有不少個別的治癒實例，可能是一時幸運吧。在巴西的醫師懂得用巴地亞可來治病，是十分了不起，很優秀了！在美國，值得一試的是不只這一種。

辣 椒
Chilies，Red Pepper

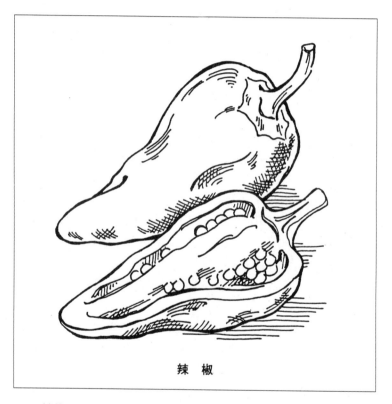

辣 椒

　　辣椒 *Capsicum spp.* 又名番椒，跟番麥，番藷，番茄，番石榴，番木瓜等同時由美洲傳入中國及東南亞各地，加個番字與本地種區別，但是經過兩三百年的栽培與食用，很多地區的人都忘了它們是外來種。

　　在熱帶地方種植的比較辣，溫涼地帶的不太辣，有的品種像大青椒可生吃當沙拉，一點都不辣。在中國料理中，湖南及四川菜是著名的辣。在美國，盛產辣椒的路易斯安那州，每年都舉辦吃辣椒比賽，場面熱烈，自不在話下。

　　吃辣椒是可以訓練的，我頭一年到台北唸書，跟朋友去師大路吃四川牛肉麵，老板特地換不辣的湯，我還辣得熱髮衝冠，在寒流中冒著大汗，終於在朋友催促下，勉強吃完麵，剩半碗湯在碗底。

　　經苦練三年後，吃陽春麵時，自己有時要加一點辣椒醬才夠味。到美國這幾年，少吃辣，現在又得從頭學起。

　　吃辣椒對身體有何益處？上期醫藥生活週刊有一篇「辣椒的故事」，指出吃辛辣食物，全身都會感到熱呼呼，尤其呼吸道，由鼻腔、氣管、支氣管一直到肺細胞，就像一場雨，把整個通道清洗一次，可預防慢性氣管炎，及其他肺疾。開胃下飯，可能是日常吃辣椒最大的目的，非常過癮，沒什麼好菜，也能吃三碗飯。辣椒的主成分 capsaicin 辣椒素及 capsaicinoids（主要含於果皮內側），也有活血止痛作用，一般風濕止痛膏布皆多少含辣椒素。新近出品的辣椒油膏，專用於帶狀疱疹的止痛。

　　辣椒素的止痛作用，可能是阻斷傳遞痛覺的物質 P，使用邊到脊椎之間神經失去連絡而止痛，辣椒素的化學構造與丁香油主成分 eugenol 類似，後者廣用於止牙痛。辣椒膏的止痛雖然效果好，但是有三分之一的人會過敏、紅腫、癢。

　　如果你不小心吃到非常辣的食物，怎麼辦？除了喝冷水、冰水外，效果最好是快吃一大口飯，或一隻香蕉。把辣椒種子先除掉，也可以減輕在胃壁的灼熱感。現在已經知道 90％的胃病是由於胃壁內寄生幽門螺旋桿菌，服用抗生素把菌消滅，

就不再胃痛了，也不必那麼怕辣椒了。辣椒不會引發胃潰瘍，但是會便秘，吃太多會腸出血。紅色的辣椒或大青椒含豐富的維他命 A 及 C。

飲料中含千萬分之一的辣椒素，我們的味蕾就可以發覺。如果千分之一的溶液，噴到眼睛會讓眼睛痛得睜不開，但半小時後可完全恢復。因此，辣椒噴霧是婦女最佳防衛利器，美國郵差為防狗咬，腰間常配一罐辣椒噴霧。聽說對墨西哥家的狗較無效，因為平常狗食就辣慣了。

1970 年代，我當密西西比大學藥草園園丁時，有一年我們種了各式各樣的辣椒，其中有一品種叫 Peter's Pepper，結的果實小巧可愛，活像小男孩的命根子。我們引進優莨的「北卡紅」，種了兩三英畝地，三個月後，收成了兩大汽油桶的種子，供當地農民試種。

園藝上我比較喜歡日本品種的紫色向天椒，花是紫色，結紫色果，成熟後轉為紅色。夏秋之季，有時我擺一盆在藥局，讓顧客隨意採果，回去播種。

跟女人一樣，辣椒也是小的辣。

山葵與芥末
Wasabi and Mustard

前幾天病理學家陳定堯教授訪洛，蕭鴻模醫師作東，臨時邀我當陪賓，在「華西街」台菜餐廳，第一道菜冷盤是生魚片，研配佐料時，蕭醫師出題，問我可不可以寫一篇芥末，一定相當有味道。

我生長於嘉義市，經常有阿里山的土產上桌，其中新鮮的山葵 wasabi，父兄視為聖品，我第一次試一點點，馬上一股熱氣由鼻腔衝出，熱淚直流，滿嘴辣呼呼的，在全家的歡笑聲中，我再試一點，證明我是大孩子了。

Wasabi 原產於中國、日本，台灣阿里山有栽培，植物學名是 *Wasabia japonica*，屬於十字花科。十字花科植物是蔬菜類的明星，除了辣味外，含豐富維他命 A、C、E 等抗氧化成分，中國原有的芥菜、小白菜、大白菜、芥藍菜、油菜、菜頭（萊菔、蘿蔔），加上歐洲原產的花菜（有白花、青花兩種）、甘藍（高麗菜）等。

芥菜、芥子的食用，在中國已有數千年，印度、中東、地中海沿岸的希臘、羅馬等也有長遠歷史，在聖經中，經常引芥子為喻，以微小的芥子代表信心。

小小的芥子灑在泥土上，兩三個月就可長成一大片一人高的黃花世界，以往歐洲、加州及中國栽植產量最多。近十幾年，有一家加拿大的大農場，用科學方法種植，非常精確的收成，提供給全世界將近一半高品質的芥子、芥末。

剛來美國時，吃熱狗不懂添加芥末醬（mustard），所以

覺得難以下嚥，後來添加芥末醬、蕃茄醬及洋蔥片，乾燥無味的熱狗吃起來就津津有味了。據文獻記載，在 1729 年，英國都蘭市有位克里蒙老太太，首先把芥子磨成細粉，銷售全英國，連喬治一世也愛吃。

　　白芥子 *Sinapis alba* 原產地中海沿岸，棕芥子 *Brassica junca* 原產中國，即芥菜，已完全取代早先的黑芥子，因黑芥子不適於機械式種植。白芥與棕芥在春天播種，初秋採子，除了一般植物油30％-40％左右之外，白芥子含配糖體 sinalbin，棕芥子則為 sinigrin，另有酵素 myrosin，遇水時，酵素迅速分解配糖體，而放出約 1％的芥子油。白芥子油不具揮發性，只在舌頭留下辛辣味，黑芥子及棕芥子則放出揮發性的精油，整個鼻腔、口腔都感辛熱，且催淚。芥子氣催淚彈就是據此而應用。

　　Wasabi 是用它淡綠色的根莖，sinigrin 含量比棕芥末還高，在口中的化學生理作用，當然較激烈。西洋的芥末隨品牌不同，白芥與棕芥混合程度也不同，芥末醬的配製各有千秋，添加酒、醋、果汁、薑黃等，隨消費者個人的喜愛，自由選擇，至今好像尚無化學合成品上市，都是天然的。

　　芥末廣用於熱狗、三明治、沙拉等的調味，有時也加在沙拉醬、烤肉醬等當中，因此芥子已成為目前全世界栽培最多，使用最廣的調味香料。芥末醬以前外敷治肺寒咳嗽、消瘀血。某些地區因為芥菜芥末吃得太多，而有地域性的甲狀腺腫，由因於其中成分 isothiocyanate。

　　吃生魚片怕不新鮮，怕有寄生蟲，沾用 wasabi 是否就可殺菌、殺蟲？對不起，沒效果。海鮮魚類多少有臭腥味，天天吃難免倒胃口，如有山葵 wasabi 來調味助消化，比較容易下嚥吧。wasabi 迄今全靠人工栽植，產量少，價錢貴，用棕芥末，再加點葉綠素，普通食客是分辨不出來的。

當歸與明日葉
Dong-quai and Ashitaba

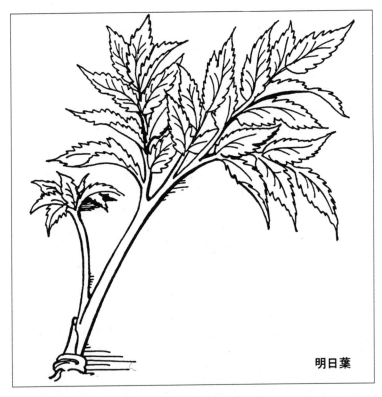

明日葉

　　當歸為中醫藥界應用最廣，使用量最大的藥材。當歸古名山芹，本草綱目釋名：「當歸調血，為女人要藥，有思夫之意。」在台灣每年冬至進補時，四物、八珍、十全大補皆含當歸。當歸鴨的香味，也是令人想念的。好像沒有當歸，中醫師就

無法下處方似的，因此有人消遣中醫「明不當歸，暗當歸」。

每年台灣從中國進口藥材，單項金額均以川當歸排第一，其實繖形科的葉子都含同一系列的精油香味，像美國的芹菜，生吃時，就略有當歸的味道。有時我也覺得川芎、白芷、芫荽等的香氣也不在當歸之下。

當歸學名 *Angelica sinensis*，就是川歸、西歸的原植物，主治月經不調、經痛、驅瘀血等，另外對血壓、風濕、潰瘍、貧血、便秘等亦可調理，對鎮靜及抗痙攣作用（N-butylph-thalide 的作用）則不如川芎。

Angelica 植物在古代歐洲已盛行，歐人認為是天使賜給人類的靈草，高大芳香的兩年生繖形科植物，經常被種成一排，在菜園或藥草園外圍擋風，正如台灣的山防風（盛行的抗癌藥草之一）。*A. archangelica* 亦名 *A. officinale*，原產於冰島，十六世紀才傳進英國。歐洲本土亦有數種同屬植物，美國也有一種 *Angelica*。

歐洲當歸 *A. archangelica* 主治袪痰、利尿、發汗、胃氣脹以及外用敷酸痛、皮膚病等，用葉或根均可，平常也當茶喝，食品或飲料的香料等等，地位相當於中國的當歸。

當歸這一屬的精油含數十種成分，已有多人分析，其中止痛消腫的成分 osthol 也從當歸及獨活 *A. pubescens* 的根部中證實。精油成分近年來的藥理作用已發表的包括治癬、抑制黴菌、防胃癌及肝癌（有效成分 alpha-angelicalactone）、氣管舒張等等。

當歸這一屬的藥草大致上無毒，但是如果外用要小心，因為繖形科植物普遍含一種 coumarins, psoralens，有藥廠出品，可刺激皮膚色素的形成，用來治白斑及牛皮癬，但是也會引發皮膚癌。另一成分 safrole 則內服亦會致癌。所以不可多

服。

　　近年南加州引進「明日葉」健康食品，原植物為 *Angelica keiskei*（鹹草）原產於日本八丈島。特殊成分為 chalcone 的誘導體，xanthoangelol, 4-hydroxyderricin 等含於黃色的葉汁，初步動物試驗有抑制癌細胞，抗胃潰瘍，防止血栓及輕度的抗菌作用。

　　摘自日本食品標準成分的「明日葉與其他蔬菜的營養分之比較」，其中菠菜的鐵劑，遙遙領先其他蔬菜。實際上是數十年前，德國某權威研究室鬧的笑話，有一位分析化學家小數點少算一位，造成菠菜的鐵質憑空多十倍，轟動世界，連卡通大力水手都在危急時吞一罐菠菜（原產於波斯，今伊朗），來強力解危。我的寶貝兒子，小時候也被媽媽餵了不少菠菜。

　　1994 年春，南加州華人超市出現也叫「明日葉」的蔬菜葉，不便宜。經比較，跟我後院種的角菜（亦名珍珠菜，香芹菜）一樣，是兩年前在台北中和種菜賣菜的徐大哥送給我一大把，枝條一插就活。

　　我本來以為它有芹菜味，可能是繖形科，但是它開的花是成串的總狀花序。四月中旬回台北，翻閱讀者文摘剛出版的「常見藥草圖說」（鄭元春，吳進錩編著及攝影），有角菜一項，原來是菊科 *Artemisia lactiflora* 艾屬的藥草，也是營養豐富的蔬菜。

豆　腐
Bean　Curd，Tofu

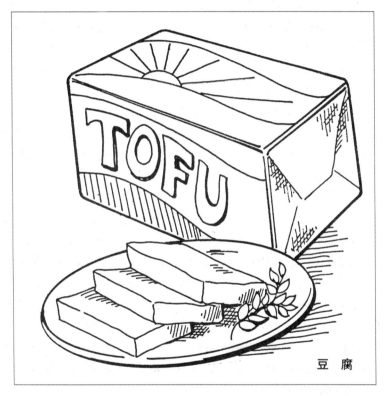

豆腐

　　來美國頭幾年在密西西比大學當研究生，有一天聽同學說
，小城的超市有賣豆腐，趕快去買，第二天煮來吃，有點酸味
，多加點佐料，也吃得津津有味，有的同學拿來作酸辣湯，可
比美大餐館料理。

在台灣每日透早，有一攤「豆乾、豆腐、豆腐炸」沿街叫賣，媽媽幾乎每次都買兩三塊豆腐，有時再買兩塊豆腐乳，供早餐大家分享，可以說我是吃米飯吃豆腐長大的。豆漿還可以自己用果汁機來幫忙做，但是做豆腐要在豆漿加石膏，還要包蓋壓濾，很少自己做。

美國的亞裔會群居在一地區，原因之一是食物方面的擇善固執，有些人的胃口容不下牛奶，起司、麵包，看到超市有賣豆腐、白菜、醬油、米、米粉等等熟悉的食物，自然就想搬過來住，沒想到老美竟然先後提倡米食及黃豆製品。

幾十年前提倡米食的是營養學家及醫師，近幾年提倡豆腐等黃豆製品，則是黃豆生產協會出錢，資助全美幾十個有名聲的醫學研究單位，對黃豆提出有利健康的半學術報告，例如降膽固醇啦，防癌啦，有營養啦等等。

上星期日到南灣托倫斯醫院，參加特別為亞裔舉辦的醫學討論，二十來位講員中，有位癌症學家徐龍雄醫師，他從馬利蘭州趕來，報告黃豆的特殊成分 isoflavones 如 daidzin, daidzein 等植物雌性激素 phytoestrogens，在三百多種植物中，有些成分的立體結構與人體的雌性激素近似，因而有一點生理作用，幾乎一般蔬菜、水果、雜糧都含有，其中黃豆含量最高。會後交誼時間我向徐教授請教，他說有位生化學家，廖明徵博士，目前在中國安徽省設立工廠，專門收集學童尿水抽取特殊成分，包括 daidzin, daidzein 等各種激素，希望可以用來治癌或其他用途。

關於吃豆腐可防乳癌又可減除更年期症狀，醫學家的如意算盤解釋如下：東方人常吃豆腐、豆乾、味噌 miso，女孩子比較晚熟，月經來後的生育年齡（十六歲到五十歲），黃豆的植物雌性激素 isoflavones 可以適度的抑制人體的雌性激素，

因而避免乳癌的形成。停經後，雌性激素減少 70％，黃豆的植物雌性激素適時補充，減少更年期各種毛病，如潮熱煩紅，骨質疏鬆等。

男人體內的雄性激素，只要剛好，就可保持男性特徵及性慾，過多會引起心臟病、禿頭及前列腺癌。黃豆中的植物雌性激素可能平衡雄性激素 dihydrotestosterone，而減少上述的副作用。東方人移民到肉食的美國，如果不吃黃豆製品，很快就會跟老美一樣易得心臟病及前列腺癌。東方男人七十歲以上前列腺也會腫一點，而影響排尿，但是腫大的速度較歐美男人慢，且極少轉成前列腺癌，大概跟黃豆的食用有關。

黃豆可降低膽固醇之說，每年都有人發表，有說是黃豆的纖維，有說是黃豆的植物固醇，有說是黃豆油的非飽和脂肪酸，或是每天喝一碗 miso 湯不僅降膽固醇，而且減少胃癌及結腸癌。

黃豆本來是窮人的寶貝，美國大量栽植起初是要提煉豆筋來代替橡膠，後來變成畜物飼料。即使所有的嬰兒奶及高蛋白製劑已經全部是黃豆製品，美國的飲食還是被牛肉商，牛乳農，養雞場等把持。

美國的大眾媒體像電視、報紙、雜誌極少報導或廣告黃豆製品，難怪我那個在美國出生的孩子，還不懂吃豆腐，豆漿或豆花。我寫這篇文章時把一些英文資料給他看，他也問了一些問題，好像有點覺悟似的，說要試喝一杯豆漿，希望有一天，他不會像他媽媽那樣，嘲笑「爸爸就是喜歡吃豆腐」。

何首烏（土川七）
Fo-ti，He-Shou-Wu

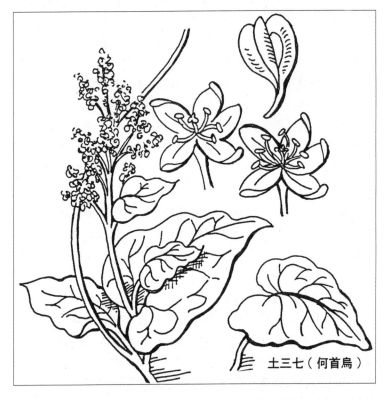

土三七（何首烏）

　　洛杉磯臺僑於 1990 年開始，流行在庭院種植川七，採其深綠色心形的厚葉，當青菜來炒，粘中帶脆，別有一番滋味，聽說在臺北有些餐廳，一小盤川七，珍貴如名菜。

　　在臺灣民間叫川七的藥草有三種，都是蓼科植物，①火炭

母草（ *Polygonum chinense* ）；② 何首烏（ *Polygonum multiflorum* ）；③虎杖（ *Polygonum cuspidatum* ）。

中藥材的川七是五加科與人參同屬的 *Panax pseudoginseng*，去傷解瘀，為雲南白藥之主成分，與花旗參的粉光較接近。為甚麼會把蓼科蓼屬的植物叫川七？可能是地下根莖形狀彼此有點類似，而且分類學，植物名詞不發達。

趣味的是，曾經出現於 1950 年左右臺灣藥材市場的假川七，是用水泥印模再塗黑的，重量方面相當接近真品，而蓼科的土川七卻只限於民間藥草仙使用，沒被誤用為中藥材川七。如果你家有種川七，你會在根部發現一團不大規則的塊根，甚至在大片葉子基部會有一小團零餘子。塊根及零餘子都是繁殖發芽的材料，是原始的基因工程。

第一次在洛杉磯看到爬藤的川七，我實在認不出是那一科的植物，一直到前幾天陳長堯博士寄來花穗，我才猜想可能是蓼科的何首烏。為了小心求證，我訪問楊啟宏醫師家，前庭後院種很多川七，向陽的在 9 月初已花穗全開，我照兩張相片，採點花葉標本，楊太太照例採一大袋川七葉給我帶回。

根據甘偉松教授編著的「臺灣藥用植物誌」（1978，國立中國醫藥研究所出版），第 215 項，何首烏，自生全省山野之蔓性多年生草本，纏繞樹石而生，為歸化種，又名白雞屎藤，川七。葉有柄，心形，互生，圓錐穗狀花序，萼片三，花瓣五，雄蕊八，花柱三，夏季腋開白色小花，瘦果卵形有三翅。這些要點都符合，除了雄蕊數，我看到的都是五（與花瓣同）而不是八。這一點可能很重要，也可能不重要，因為同屬植物雄蕊數五至八都有，以八為居多。

古早人也有豐富的想像力，把纏繞的蔓藤（同株有左旋也有右旋）想像為男女相抱的「夜交藤」。唐朝有位何先生採回

來吃，六十餘歲始生數男，皆長壽，其中何延秀活了一百六十歲，延秀的兒子首烏活到一百三十歲髮猶黑，世人乃以何首烏為此藥草名。至於何先生只吃塊根而不吃葉片，是否成分味道略有不同，就待考究了。

中藥的大黃 *Rheum officinale* 可說是蓼科的代表藥草，蓼科植物共同成分是 anthraquinone（有瀉下作用），蓼屬也不例外，莖葉或塊根吃了都會通便滑腸，因此你要料理川七（何首烏）葉時，最好加點麻油、薑、蒜等熱性的佐料，才不會瀉得太辛苦。我想近幾年臺灣人肉類吃太多了，才需要像川七葉、甘藷葉、角菜等粗纖維菜類。

何首烏雖然是少用的中藥材，但是它的傳奇，不知何時也走進美國的藥草目錄，叫 Fo-ti 或直譯為 He-Shou-Wu，並且也聽說有千年何首烏，吃了可以長生不老。最近幾年，多一些中國藥書的記述，如長筋骨、益精髓、消炎、黑髮鬚等。已知的有效成分是 chrysophanol、emodin、及少量的 rhein 皆有瀉肚作用，治便秘應該有效。

本草綱目記載何首烏莖葉可寧心神、治失眠。臺灣民間食葉可助消化、去風。葉的有效成分尚待研究，如果你自身的經驗效果願與大家分享，歡迎提供。

有位七十幾歲的男士打電話來，說他看到本文之後，每天早上煮麥片時，加兩小粒何首烏塊根，及兩片葉子，半年後銀髮全變黑髮，身體亦比先前強壯。

蚶殼草（老公根）
Centella（gotu kola）

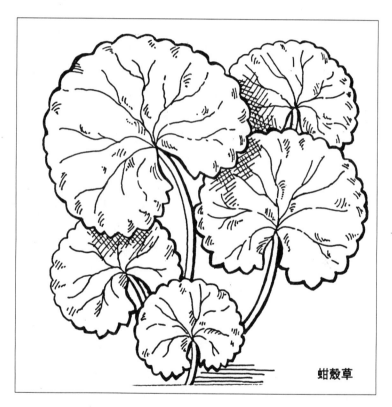

蚶殼草

在美國的藥草店或健康食品店，有一種叫 gotu kola，名氣不小，幾乎每一本藥草書都會提到它，有的一兩頁，有的十幾頁長篇大論。最近我仔細看它的學名 *Centella asiatica* 屬繖形科，在台灣叫蚶殼草，普遍野生於田園、路旁至高山的匍

匐性多年生草本。原產地包括東南亞、印度、中國南部。

　　由於葉片的形狀類似血蚶的貝殼，所以在台灣叫蚶殼草，主要靠走莖繁延，長在淺水中，只見葉片飄浮在水面，長在乾燥地帶則葉片小又薄，且長一把白色鬚根，所以在廣東叫老公根。

　　在台灣蚶殼草有去風、固陽、明目、清暑之功。主治腹痛、痢疾、青盲內障、高血壓諸症。在印度則視為改善體質、強壯劑、安神及外敷各種皮膚病，包括痳瘋病、濕疹等。在越南當青菜，涼茶，有利尿、消炎之功。在非洲馬達加斯加、印尼、馬來西亞、菲律賓等各地都有特殊民間療法。有一位醫師戲稱蚶殼草本身就是一間完備的藥局，可治百病。大約一百多年前法國、英國普遍流行使用蚶殼草，後來也傳到美國，加上諸如長壽、生髮、美膚等效果。

　　蚶殼草的特殊成分是 triterpenoid 與類固醇相近的化學結構，主要是 asiatic acid，madecassic acid，及其配糖體 asiaticoside 及 madecassoside。另含精油及植物固醇。根含十四種微量的高度不飽和化合物 polyacetylenes。也有一些類黃鹼 flavonoids，如 kaempferol，quercetin 及其配糖體亦被抽取。蚶殼草的苦味成分是 vellarin。

　　曾經有不少的簡單動物藥理試驗，證實蚶殼草有如下的作用：

　　一、對有受過訓練的大白鼠，蚶殼草的水浸液，有助學習及保持記憶力，對腦中傳達神經的 norepinephrine，serotonin，dopamine 等的水平濃度降低。

　　二、劑量高時對小白鼠有鎮靜作用，其有效成分是皂素配糖體 brahmoside 及 brahminoside。

　　三、madecassoside 有消腫作用，asiaticoside 有促進傷

口癒合作用。

四、標準水浸液及其中一種命名為 bk 的化合物，可降低雌小白鼠的生殖力，bk 的有效劑量是 5mg／kg，作用原因尚待研究。

大部分的人體臨床試驗集中於傷口血管方面：

一、蚶殼草分離出 triterpenoid 的部分，顯著增加結締組織中膠原質 collagan 的含量，有助於傷口癒合，直接外敷比較有效，口服無效。

二、102 位因住血吸蟲引起的膀胱損害，接受 2％標準水浸液的肌肉注射，一至三個月的療程，75％效果良好。

三、將 94 名下肢靜脈曲張的患者，分對照組及給予蚶殼草標準抽取（一公斤藥草濃縮至 0.1 公克）每日給 12mg 或 60 mg，八星期後比較，對照組靜脈曲張有增無減，施藥組不管劑量高低，都有顯著的症狀改善，減少曲張，增加靜脈強度。

一般的蚶殼草產品均無毒性，外敷皮膚有些人會過敏，雖然蚶殼草久享盛名，且曾列入歐洲各國藥典，然而至今其特殊成分尚未變成現代藥品。有機會，泡些蚶殼草涼茶，偶而喝一下，甚至天天喝一些，說不定對你的健康也有幫助。

澳洲白樹油
Tea Tree Oil，Melaleuca

　　白樹原產於澳洲東南部沼澤地帶，屬於桃金孃科 *Melaleuca alternifolia*，與桉樹、番石榴、蓮霧、丁香等同科，這些樹葉都含芳香精油。

　　兩百多年前（ *1770* ）庫克船長 *Captain James Cook* 的船抵達澳洲時，當地居民用一種芳香的樹葉，泡茶招待船員，並且傳授民間療法。白樹油的妙用從此在歐洲流傳。尤其用在皮膚外傷，直到第二次世界大戰中還是傷患必備，不論燒傷、青春痘、瘡腫、嘴唇內外潰爛等，白樹油都很好用，像大家熟悉的白花油、綠油精或各種驅風油，都是模仿澳洲白樹油。

　　Melaleuca 這一屬植物在澳洲有三百種之多，像臺灣各地栽培觀賞的白千層 *Melaleuca leucadendron*，就是白樹的兄弟，這一屬的樹葉跟桉葉一樣約含百分之二的精油，主要成分是 cineole、terpinen、4-ol、及其他四十多種 terpenes。據澳洲白樹企業協會所訂之標準，高級白樹油應含 35% 以上的 terpinen4-ol 及 10% 以下的 cineole。

　　為甚麼 cineole 要越少越好？因為它對皮膚比較刺激，而 terpinen 4-ol 比較溫和，療效較佳。據一些舊文獻記載，白樹油曾用於牙科消毒殺菌；陰道滴虫感染之沖洗；白樹油栓劑可治白帶；口服膠囊茶樹油製劑，對慢性膀胱炎多少有效。白樹油外用可治各種皮膚病如香港腳、雞眼等。植物精油多少有抗菌性，現代抗生素藥膏的進步發達，已取代白樹油及其他精油的傳統地位。

樟腦與桂皮
Camphor and Cinnamon

樟樹是樟科的 *Cinnamomum camphora* 原產於臺灣、中國及日本。在南加州經常看到公園及道路兩旁栽植優美的樟樹，在空氣污染的環境中綠意盎然，它的枝葉及木材含芳香成分，最主要的是樟腦 camphor。

在十九世紀及廿世紀前半，樟腦是臺灣三寶之一，全世界需用的樟腦百分之九十由臺灣出口。樟腦的化學結構及化學反應的研究，也是十九世紀有機化學的重要題材，雖然後來被人工合成品代替，但是天然的樟腦在有機化學仍有其特殊用途。

樟腦除了當防蟲劑之外，曾被醫學界用來打針當強心劑，不過最流行的還是利用它的滲透性，廣用於止痛、驅風等皮膚油膏，如萬金油、小護士藥膏 Mentholatum，及諸多跌打風濕藥膏。

與樟樹同屬的肉桂 *C. cassia* 及錫蘭肉桂 *C. zeylanica*，樹枝樹皮含精油 1% 至 1.5%，主成分為 cinnamic aldehyde 85% 至 90%。自古桂皮為常用中藥，主要效能是發汗、解熱、止痛、化瘀、活血，並為芳香健胃劑。桂樹原產於中國廣東、廣西及越南，數百年來皆人工栽培，中醫視桂枝及桂皮（肉桂、桂心）為不同藥材，可能其中成分略有不同吧，如單寧質在桂皮含量多，在桂枝含量較少。桂皮粉在歐美廣用於食品香料。

植物精油含數十種乃至數百種成分，其中不少對人體有害，因此只限外用，不可內服。

亞麻仁油
Linseed Oil

亞麻原產於歐洲，世界各地栽培，是亞麻科 Linaceae 植物 Linum usitatissimum。一年生草本，高一尺至三尺，開藍色五瓣小花，自古取莖皮纖維用來織布，英文叫 flax，亞麻仁有時又稱 flaxseed。

亞麻仁油廣用於顏料，油漆，是屬於乾性油，有防水作用。自古在中國亞麻仁又稱胡麻仁，與黑芝麻（脂麻，麻油）的胡麻混雜，因為都從西域，中亞細亞那邊引進。在許鴻源著，「常用中藥之研究」（1972）中，對火麻仁（大麻），亞麻，胡麻及蓖麻等有詳細的區別。

亞麻種子的外皮跟車前子外種皮一樣，是含粘液狀的水溶性纖維，含數種人體不會吸收的糖類。種子含一種配糖體 phenylpropanoid glucoside，種皮及葉片含氰酸配糖體，藉酵素 linamarase 的分解作用，linamarin, linustatin 及 neolinustatin 會放出有毒的氰酸，有時家畜會因此而中毒。

亞麻種子含 28-44% 的油，主成分是不飽和脂肪酸：linoleic，linolenic，及 oleic acid。在空氣中，亞麻仁油易受氧化，聚合成樹脂狀的薄膜，與桐油（tung oil，Alurtics fordil）及向日葵油（sun flower oil，Helianthus annus）同屬乾性油。由於不安定，所以不適合在熱鍋中炒菜。

將亞麻仁油當健康食品，主要目的是改善血脂肪的品質。例如母雞飼料添加亞麻仁，則生下的蛋，在蛋黃中含高量的甲亞麻次酸 alpha-linolenic acid，生下的小雞，其肝中的膽固

醇含量也比平常的小雞低。（1992）

　　以添加亞麻仁的麵包給高膽固醇的人吃，三個月後，其血液中低密度脂蛋白濃度，比對照組明顯下降，高密度脂蛋白濃度不變，血小板的凝聚也降低，對心冠阻塞的人有改善效果。（1993）

　　1993 年另一項報告，每日補充五十克亞麻仁的健康婦女，四星期後，血清及紅血球中的 alpha-linolenic acid 含量增高，血液中的膽固醇降低百分之九，低密度脂蛋白的膽固醇降低百分之十八。此項營養食品是加亞麻仁或亞麻仁油烘製的圓鬆餅（muffin），經烘製後的餅不含氰酸配糖體。

　　最近一項動物實驗，人工引發紅斑狼瘡的小白鼠，飼料中添加百分之十五的亞麻仁，與對照組比較，腎炎及尿蛋白的發作，亞麻仁組比對照組延後十四星期才發現。

　　市售高品質的亞麻仁油，據說是在沒氧氣及光線下，以常溫壓榨法（不用有機溶媒抽取），然後瓶裝於充氮氣的不透明容器中，也有裝入密閉膠囊的製品。

　　由此可知，**含不飽和脂肪酸的植物油不能加熱，也不易久存。近二十年世界各地家庭婦女肺癌患率居高不下，恐怕和廚房炒鍋油煙污染有關，植物油受熱分解成小分子有機氣體，可能引發肺癌。**

紫蘇油
Perilla Oil

蘇有舒散之意，有行血舒暢之功能，葉紫色者稱紫蘇，葉色不紫而氣不香者稱荏，葉綠色有白毛者叫白蘇。歷代本草記載紫蘇效能為發肌表，散風寒，下氣除寒中，其種子尤為良。又為殺一切魚肉毒之要藥。

可能是去魚蝦螃蟹之毒，因此日本人吃生魚片時，喜愛以新鮮的蘇葉佐魚膾食，同時有香氣，和以梅醬，煮食亦可，開胃增進食慾。英文名 shiso 即紫蘇之日語。以前臺灣中南部大量栽培紫蘇，專供外銷日本，在臺灣除了中藥店用紫蘇外，民間日常生活較少食用紫蘇。

紫蘇是唇形科 *Perilla frutescens*，葉及種子均入藥，有發汗、鎮靜、鎮痛、開胃、及利尿作用，葉含精油 0.5%，主成分為 perillaldehyde、limonene、pinene、camphene、menthol 等。種子含油 35 至 40%，乾性油，有芳香，主成分是 linolic 及 linoleic acid 等不飽和脂肪酸。

種子含 flavones 黃鹼素 apigenin 及 luteolin 等，葉的黃鹼素主要是 shishonin。紫蘇葉含花青素 anthocyanin 及 perillanin。紫蘇含一種甜味質 perillartine，據說是蔗糖的二千倍甜。

蘇子油因為含多量的 alpha-linolenate 甲亞麻次酸，在實驗老鼠中可降膽固醇及三酸甘油脂。在食物中補充蘇子油可以預防乳癌及大腸癌。

蘇子油芳香的成分 aldehyde antioxide 曾用於香煙中的

甜料,但是可能有毒。另外一種紫蘇酮 perilla ketone,則會使動物致肺水腫及呼吸困難,這種成分與發霉的番薯中的 ipomeamarone 番薯酮化學構造相近。紫蘇酮會增進內皮細胞膜的滲透性,而引起肺水腫。

紅花子油
Safflower Oil

　　中藥用的紅花是中東原產，唐代引進栽培。是菊科植物 *Carthamus tinctorius* 的頭狀花。紅花通經、破血、消腫、止痛、解熱、發汗，為婦科要藥。主治月經不調、催經、及分娩時陣縮催進。對哺乳動物的實驗，紅花煎劑對子宮的收縮作用甚強。

　　在歐美，紅花的色素大量用於食品、化妝品及布料之著色，紅花茶則用來發汗解熱，紅花子含多量不飽和脂肪酸，linoleic（77%）、oleic acid（13%）及其他飽和脂肪酸。

　　一項為期八星期的營養評鑑，顯示紅花子油降總膽固醇（9%）、低密度脂蛋白膽固醇（12%）、apolipoprotein B（21%），但對高密度脂蛋白膽固醇、三酸甘油脂、及 apolipoprotein A-1 的濃度均無影響。

　　台灣的食用油，紅花油好像是取自向日葵。

　　雖然不飽和脂肪可以稍為降膽固醇，但是對血管硬化、心臟病及中風的預防並無太大幫助，固然人體需要從食物獲取不飽和脂肪酸，但是少吃肉、少吃油（包括植物油）、多運動、多勞動，才是根本健康之計。

蓖麻油
Castor Oil

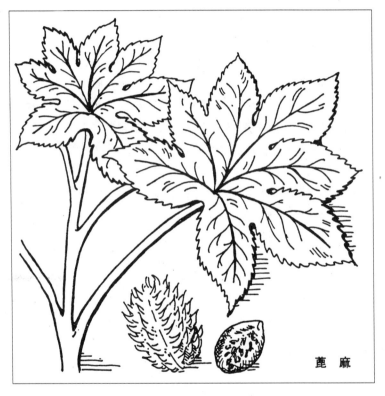

蓖 麻

　　西印度群島即加勒比海島嶼是蓖麻的原產地，世界各地栽培，並且野生化。蓖麻是大戟科 *Ricinus communis* 高可達十公尺，深綠色的大葉片是園藝的喜愛。帶刺的球果內藏三粒褐色有斑點的種子。

蓖麻子形狀類似小甲蟲，常用於裝飾手工藝品。以壓榨法，可獲取 45%至 50%的油。二次大戰期間，日本政府鼓勵台灣農民大量種蓖麻，蓖麻油用於飛機潤滑油及其他軍事用途。蓖麻油主要是三酸甘油脂，其中 75%至 90%是蓖麻脂酸 ricinoleic acid，即橄欖脂酸-12 醇 12-hydroxyoleic acid，多一個氫氧基人體就無法吸收利用，蓖麻油是峻瀉劑。目前在美國還用於清腸，以便檢查身體或食物中毒之急救。

蓖麻油在十二指腸中，受脂肪酵素 lipase 水解而游離出蓖麻脂酸。蓖麻脂酸還不算毒，榨油後剩下的豆餅，含有蓖麻鹼 ricinine 及劇毒的蓖麻蛋白 ricin。如用蒸氣加熱法榨油，蓖麻子內的毒蛋白及蓖麻鹼改變化學結構，就變無毒了。

蓖麻蛋白如進入人體細胞會阻止 DNA 及蛋白質的合成。有時一粒咬碎的蓖麻子就令人致死。但是有時二十粒吞下去也沒事，所以要提防小孩誤吃，要用蓖麻子來自殺有時不靈。

酪 梨
Avocado

　　南加州可能是愛吃酪梨 avocado 的天堂，不僅種類多，產量大，而且市場一年四季供應無缺。原本是中美洲及墨西哥土產的 avocado，是樟科的常綠喬木 *Persea americana*。除了食用外，民間用果肉貼敷外傷，壯陽，通經，或治痢疾。由於大多數品種果皮粗糙突起，所以又稱鱷梨 alligator pear。

　　酪梨果肉含 40％的油脂（入口即化，另名奶油果）。另有多種糖類及二種苦味質。

　　油脂主要是橄欖脂酸 oleic acid 構成的三酸甘油脂，另含10％的揮發油酸及植物固醇。維他命 D 的含量比牛油，雞蛋還多，蛋白質含量高於其他水果。

　　酪梨種子也含脂肪酸，醇類及苦味質。動物如在飼料中添加酪梨種子磨成的粉，會導致腦及內臟出血而死亡。幸好酪梨果肉極富營養，除了油分廣用於化妝品，尤其乾性皮膚的製品外，還含有抗菌性的成分及抗腫瘤成分 flavonol。

　　酪梨因含高量的單元不飽和脂酸 oleic acid，與橄欖油類似，因此有助於體內膽固醇的降低。酪梨在南加州廣用於三明治，日本壽司 California roll，沾料等。一般家庭也當水果生吃或加牛奶打成果汁，都非常營養可口，每天最多吃一個或半個，以免發胖。

　　有些人以爲酪棃含膽固醇而不敢吃，是無根據的。

夜櫻草油
Oil of Evening Primrose

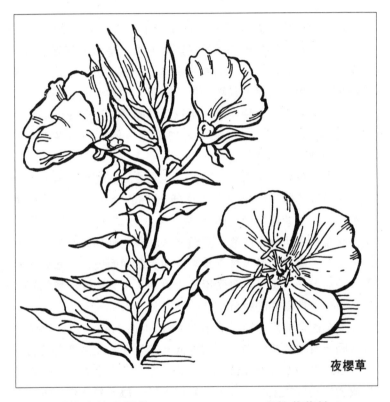

夜櫻草

　　北美野生的夜櫻草 evening primrose 是柳葉菜科 *Onagraceae* 的 *Oenothera biennis*，在植物學上與台灣的水丁香很接近。原本是令農人討厭的野草，卻因為種子含特殊的成分，而令人注目。

夜櫻草是二年生草本，頭一年葉叢生根莖上，第二年才抽出花莖，高可達五尺，春夏開黃色四瓣花，開花時間通常在下午或傍晚，許多同屬植物或園藝栽培品種在白天也開花，花色繁多。葉及柱狀主根皆可食，印地安人用來治咳嗽，胃腸不適，及外敷瘀傷。

種子含油 14％，其中亞麻油酸 linoleic acid 73％，丙次亞麻油酸 gamma-linolenic acid（GLA）9％，其他油脂 18％。由於 GLA 是合成前列腺素 PGE1 最直接的原料，因此醫藥界及健康食品業才開始重視夜櫻草。並且有人在加拿大成立公司，專門推銷夜櫻草油。

廣告宣傳服用夜櫻草油可治百病，包括不必節食就可減肥，降膽固醇，降血壓，治風濕關節炎，經痛，甚至癌症等，有些中文翻譯廣告加油添醋，說什麼「本世紀最佳發現」。普渡大學生藥學系泰勒教授，在他編著的「誠實的藥草 THE HONEST HERBAL」就指出，這些醫療作用需要進一步臨床試驗，才能證實。

前列腺素 PGE1，在人體中的需要量如何？缺乏 GLA 是限制 PGE1 生合成的主要原因嗎？雖然在英國有些實驗報告，但是尚待重覆證實。例如澳大利亞醫學雜誌於 1990 的一篇報告，指出夜櫻油對月經痛 PMS，舒解的程度與安慰劑一樣。對異位性濕疹的療效，在英國 LANCET 雜誌 1990 年也有人質疑。

夜櫻草油產品不便宜，有的療效需要每天服十二粒 500mg 的膠囊，亦即約 500mg 的 GLA。有些產品摻雜大豆油、紅花子油或花生油。有一種歐洲黑醋栗 *Ribes nigrum* 含 6％的 GLA，另有紫草科的 *Borage officinalis* 種子油中也含 9％的 GLA，這些較便宜的 GLA 來源，常用來代用夜櫻草油。

　　人體不能合成多元不飽和脂肪酸 polyunsaturated fatty acid PFA，必需從植物方面獲取，我們的腦有 20％的重量是 PFA，母奶中也含各種PFA以供嬰兒成長之需，如 GLA，dihomo-GLA 等與紅血球的磷脂有關，孕婦如服用夜櫻草油，可以提高母奶的脂肪及 PFA 的含量。

　　同樣道理，產婦坐月子時，如能享受麻油雞，也能增進母奶的品質，因為麻油也含多量的亞麻油酸。

育亨賓
Yohimbine

　　非洲中西部的卡美隆、加彭及薩伊等國，靠近赤道的森林，有一種茜草科 *Pausinystalia yohimbe* 的樹皮，含 6% 的育亨賓生物鹼，及少量的 allo-yohimbine, corynantheidine。

　　育亨賓的樹皮當地居民用來治血壓高、狹心症及當煙吸有幻覺，也用於壯陽催淫。在美國有些州跟台灣一樣，把育亨賓列為春藥禁藥，不准製造銷售，大多數州，像加州，列為醫師處方用藥，治療機能性的陽萎。

　　育亨賓使血管擴張，因而有降血壓的作用，但是劑量 5mg 時，對某些人反而會血壓增高，心跳加速。廣告宣稱育亨賓可使陽具血管擴張並且增加腰椎的興奮反射，有催淫的作用。在美國的醫師處方中，通常是育亨賓 5.4mg 每天三次飯後服，同時再加雄性激素或類固醇一起服用，但是反應有效的不到 30%，育亨賓的副作用有盜汗、嘔吐、無尿、興奮、緊張、血壓上升等。

　　育亨賓是單胺氧化酵素抑制劑 monoamine oxidase inhibitor，因此與含乾酪胺 tyramine 的食物（肝、乳酪、葡萄酒等）以及抗鼻塞的成藥（含 phenyl propanolamine）不可同時用，以免犯沖配合禁忌。血壓低、糖尿以及心、肝、腎功能差者服用要小心。育亨賓會激發精神分裂症的發作，因此精神病患也不可服用。由於育亨賓有諸多副作用，所以 FDA 一直反對健康食品店的販賣。

　　德國衛生當局也禁止育亨賓的使用，一則藥效不明，再則

嚴重的副作用。但是德國的暢銷雜誌及成人性玩店常廣告或可
買到育亨賓的製品。在英美的醫學雜誌也經常看到育亨賓藥品
的廣告。可見現代社會的男性一部分是需要這方面的醫藥治療
。在台灣則不時有人從國外化整為零寄回台灣，在特種行業中
高價兜售。

　　也有幾個藥理測驗，證實育亨賓有催淫壯陽的作用，例如
小劑量時，可引發雄老鼠的性慾。有一臨床試驗報告，6mg
每天三次，可能對機能性陽萎有幫助。另以 23 人做試驗，其
中 11 人是糖尿病患者，發現將近一半的人多少有藥效。遇到
性功能失調時，最好請教泌尿科醫師，不要隨便服用育亨賓或
其他偏方，以免弄巧成拙。

　　根據 1995 年一篇報告，有些年青人舉之不堅，很可能是
局部血管曾受到傷害，如騎腳踏車、騎馬或運動比賽，有時自
身不覺有異，最佳辦法是簡單的血管接通手術。

　　含育亨賓的植物尚有夾竹桃科的 *Aspidosperma* 屬及印
度蛇根 *Rauwolfia* 屬、*Vinca* 屬、*Corynanthe* 屬等共四科，
八屬，二十種分布相當廣泛。它的化學結構與降血壓劑印度蛇
根鹼 reserpine 極類似，均為 indole 生物鹼。全世界將近五千
種植物含各式各樣的生物鹼 alkaloid（含氮 N 的植物鹼性成
分），大都具有生理藥理作用，是現代藥品的一大來源。

　　巴西有一種壯陽的母依拉草 *Muira puama* 是 *Olacaceae*
科的 *Liriosma ovata* 的枝條，含脂肪酸及精油。雖然歐洲一
些藥草書也曾記載，但迄今無任何證實藥效的報告。

　　中藥壯陽的藥草較有名的是淫羊藿（小蘗科的 *Epimedium
macranthum* 及同屬的葉片）及何首烏（蓼科的 *Polygonum
multiflorum* 的根），它只有做過簡單的動物試驗，尚待進一
步研究。

車前草
Plantain

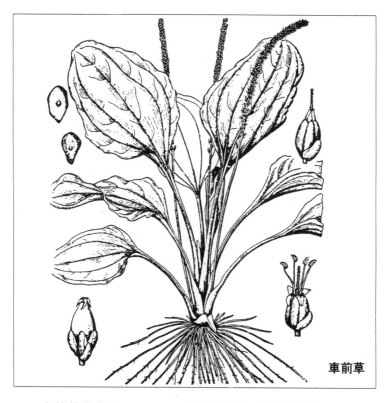

車前草

車前草英文名 plantain，是來自拉丁文車前屬名 *Plantago*，車前屬約有 250 種分佈全球，是形狀特殊的多年生草本，由於它是風媒花，其中 20 種橫跨各大洲，幾乎處處皆有。

小小的一欉車前草可以產生一萬個左右的種子，每粒種子

可能有五六十年的活命。草食動物吃它青翠可口的葉子時，長在中間的果穗也一併吞下，種子不但細小，外邊有硬殼，再加一層粘液保護，因此不易被咬碎也不被消化，隨著動物的到處走動，車前子就在糞便中落地生根，馬路兩旁有時車前草整齊的排列著，就知道那條路有牛馬來往經過數十年了。中文名之所以叫車前，是這樣來的。

在台灣車前又叫五筋草，因為它橢圓形的葉片，有明顯的五條葉脈。每年夏天，家裡都會煮些涼茶，主要材料是五筋草、蚶殼草、鳳尾草、桑葉、金錢薄荷等，再加黑糖，熱天喝了冰涼茶，真是心涼脾肚開，這些草藥都有利尿、消炎、解熱的作用。

車前草不但是好涼茶（在美國、加拿大有名的 Km，其實就是濃縮的百草涼茶），而且搗碎外敷腫傷、蚊蟲叮咬，或痔瘡等效果不錯。車前也是好飼料，混在飼料裡，使動物大便通暢。

在歐美，車前大量栽培，主要取其種皮，就是 Metamucil, Konsyl, Fibercon 等常用的通便、整腸、降膽固醇、節食減肥的良方。如果你常瀉肚，胃腸科醫師也叫你吃這些成藥。在本草上，車前子具利水、清熱、止瀉痢、通淋瀝等效能。

車前子的種皮遇水時會膨漲成粘液，粘液的成分主要是五碳糖，像 xylose、arabinose 等，大多數是人體不吸收的（不增加熱量，可減肥），又會保持糞便的潤滑，即是所謂可溶性纖維，如果再加粗纖維質，就成為更好的通便材料，同時纖維也可將膽酸及膽固醇吸附而排泄，這也是我們需要吃青菜的原因之一。另有一項 1988 年的臨床試驗證實，車前子種皮單獨也能降低膽固醇，尤其是低密度膽固醇（也是俗稱壞的或會阻塞血管的膽固醇）。

有一項臨床試驗顯示，393名痔瘡病患服用車前子種皮（Psyllium），經過五年的觀察，44%病患在四至八星期癒合而不需開刀，8%膿腫及瘻管者需要開刀。再病發率為27%，其中三分之一是瘻管患者，對再次的車前子癒合治療有效。

車前花粉含多種糖蛋白質，是強力的過敏原，會引起很多人花粉熱，在生產車前子種皮製劑的藥廠，有的工人也會有呼吸道的敏感。服用車前子種皮製劑時，要先在杯裡混合足量的水或果汁，以免種皮膨脹時阻塞食道或腸道。

車前草與蒲公英一樣是草坪常見的雜草，在農田作物的雜草中，車前草也是令人頭痛的，因為它對各種病毒都能包容，都有抵抗力，有時病毒會潛伏在車前草內，伺機再侵犯農作物。

車前草卑微的匍伏生長在路旁、草地，隨人踐踏，它的每一部分，動物及人都能享用，有施有受，繁榮共生，你看它是雜草，你就討厭它；當它是藥草，你就會利用它，感謝它。

紫錐菊
Echinacea

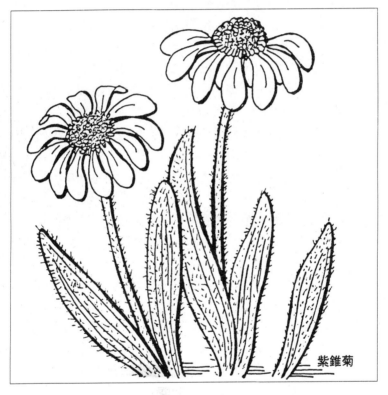

紫錐菊

　　紫錐菊原產於內布拉斯加州、密蘇里州及堪薩斯州等美國中西部，主要是 *Echinacea angustifolia* 及 *E.purpurea*，其他同屬的紫錐菊也都可入藥，是印第安人留給美國新移民最佳禮物之一。一百多年前開拓西部的移民，多少知道隨身攜帶紫

錐菊，外敷傷口，內服可對付百病，把根直接放在嘴裡嚼，可治牙床腫痛及喉嚨痛，紫錐菊在美國是園藝上廣受喜愛栽培的。

直到1930年代，磺胺藥及抗生素發明之前，美國最暢銷的消炎製劑就是紫錐菊根及北美黃連的浸膏。二次大戰後，除了民間偶爾用於治療感冒之外，幾乎跟其他優良藥草一樣，被人遺忘了。

1985年左右，德國學者開始研究紫錐菊的化學成分及其藥理作用，發現紫錐菊能提高免疫，加強抵抗力，而於1990年開始重新受到美國人重視。

在美國最暢銷的（1995年統計）十大藥草中，紫錐菊名列榜首，依次為大蒜、北美黃連、人參、銀杏葉、鋸棕果、蘆薈、麻黃、刺五加（西伯利亞人參），及小紅莓。

對紫錐菊的化學成分研究最多的是R.Bauer博士。1996年九月他應美國化學會，農業及食品化學組的邀請，參加在佛州奧蘭多市舉行藥用植物研討會，講解最新的紫錐菊研究成果，今摘要如下：

數十種從紫錐菊分離出來的特殊成分，可大略分為鹼胺、有機酸、醣蛋白及多醣體等四大類，對增強免疫都有作用，其中水溶性的多醣體，分子量三萬五千的4-0-methly-glucuronoarabinoxylan及分子量四萬五千酸性的arabinorhamnogalactan，皆係細胞壁的成分，酒精抽取液中以chichoric acid的激發噬菌體的作用最強，主要含於花部及根部，但易受酵素分解而不能久存。

在油溶性部份，有辣味的十一種鹼胺isobutylamides已從 E.purpurea 的根部被分離出來。對增強免疫力那一個作用最強尚待試驗。Bauer指出一項以一千二百八十位患支氣管炎

的孩童作實驗,服用紫錐菊一組的比服用抗生素的一組恢復得快,可能是支氣管炎大半是濾過性病毒引起的。抗生素較無效,而紫錐菊的抽取液卻能增強抵抗力,進而制服濾過性病毒。

類似的雙盲試驗,對流行性感冒及上呼吸道感染的臨床治療比較,服用較高劑量的紫錐菊浸劑,比服低劑量或沒服的恢復體力來得快。婦女白帶單獨用黴菌抑制劑效果不佳,易復發,如併用紫錐菊浸液,則復發率降至 10%。

精製的紫錐菊多醣體 arabinogalactan 對小白鼠腹腔注射可激發噬菌體產生 interleuken-1 及 interferon-2 而能抑制腫瘤細胞。外敷紫錐菊浸劑其消腫作用與 indomethacin 相當。亦有實驗結果顯示油溶性部分比水溶性部分有較強的免疫力。

美國本土野生的紫錐菊,經過德國學者的用心研究後,再度流行使用,在德國除用口服液外,尚有針劑。生產紫錐菊或其他藥草製劑的藥廠,必須於 2004 年之前提出治療有效的證據,否則將被德國的草藥審查會取消產銷許可。

最近十年來,由於紫錐菊產品在歐洲及美國的暢銷,使生產草藥的公司大謀其利,有足夠的資金去進一步研究發展。

(本文承范國龍博士提供最新資料,在此感謝。)

甜 菊
Stevia

甜 菊

　　天然的甜料，除了含糖的水果、麥芽糖、蜂蜜、甘蔗、甜菜之外，我們較熟悉的大概是甘草。除了廣用於各種食品矯味劑之外，甘草在中藥湯方素有藥王之稱，既能中和苦味，又能解毒兼治百病（甘草素有類固醇的作用）。但是要比蔗糖甜十

幾倍，只有南美巴拉圭原產的甜菊 *Stevia rebaudiana*。

　　菊科植物全世界有兩萬多種，分別屬於一千屬，其中 *Stevia* 屬有八十幾種在中美洲，二百多種在南美洲，但是只有甜菊 *S.rebaudiana* 的葉子含 steviosides，其甜度為蔗糖的一百倍至三百倍之間。

　　約一百年前西方人從巴拉圭 Guarani 印第安人手中，得知甜菊的秘方，直到 1965 年左右，主成分 steviosids 的化學結構才研究出來。其他也是配糖體的副成分包括 dulcoside A, rebaudiosides A-C, steviolbioside 等。

　　糖精 saccharin 是人工合成的甜料，應該是十分安全而且便宜的，但是 1977 年有一篇糖精可致癌的實驗報告，使得 FDA 限制糖精的濫用，必須在食品中標明，讓消費者知道，同時業者也積極尋找代替品。本來甜菊是安全的天然甜料，可惜 1984 年伊利諾大學藥學院 John Pezzuto 研究室發表一篇甜菊非糖體 steviol 會引起細菌突變而有致癌的可能時，FDA 談虎變色，下令禁止甜菊在美國銷售。雖然世界其他研究室動物實驗皆證明甜菊的安全性，且 1990 年英國 Sussex 大學的細胞突變研究室，舉出伊大藥學院報告的缺失，亦即方法不對，而引出錯誤的結論。直到 1995 年 9 月，FDA 才修正，允許甜菊做為食品添加料。

　　自從 1954 年日本引進甜菊之後，不僅對甜菊的化學成分、藥理作用、毒性及劑量等各方面加以研究，並且廣為栽培，1970年代曾委託台灣中南部農家生產甜菊，收成後將乾燥的葉送回日本抽取。後來改在中國大陸種植。

　　1987 年 1700 百噸的甜菊葉，抽取出 110 噸的甜粉，1988 年甜菊製品佔日本低熱量甜料市場的 41％，共有 11 家工廠在生產，並組織日本甜菊協會。

　　美國的健康食品業者，於 1996 年推出用酒精抽取再濃縮乾燥成粉的甜菊精 stevia extract，只限於食品的少量添加，不得用於食品製造或飲料工業。目前糖精 saccharin 及「天然甜」aspartame（近幾年才上市的）廣用於無糖低熱量的飲料及食品，以及餐桌上的人工甜料。製藥工業的 sugar free 無糖咳嗽水仍以加糖精為主。

　　1973 年我選擇台灣藥草下田菊（俗稱麻薯糊）*Adenostemma lavenia* 的化學成分研究做我的博士論文，發現全株含 1.5%鉀鹽（氯化鉀及硝酸鉀），常見的植物固醇，膽鹼 Choline，並且分離出六種 diterpenoids，其基本結構式與 steviol 同一類，如果有單糖或雙糖與之結合，像甜菊的配糖體那樣就會很甜，只有 diterpenoids，通常是苦的。

　　含 diterpenoids（20 個碳）的菊科植物已知者六十幾種，不同的結構式約一百五十種，其中只有甜菊含配糖體，可說是造物的奇妙。

　　如果我不開業藥局而繼續留在大學研究，我大概會再進一步的分析「下田菊」的成分及其藥理作用，說不定也會順便研究甜菊。

　　幾個月前，喜愛藥草的王瑞霖先生，從巴西聖保羅裝一小塑膠袋的淡黃色的粉，要我嚐嚐，讓我猜是什麼東西，我說可能是甜菊，他更加佩服，其實是巧合，在此也感謝王先生讓我回憶起研究藥草苦的和甜的滋味，也希望過不久，當你在桌上或健康食品店看到 Stevia extracts 時，你會覺得似曾相識。

小紅莓
Cranberry

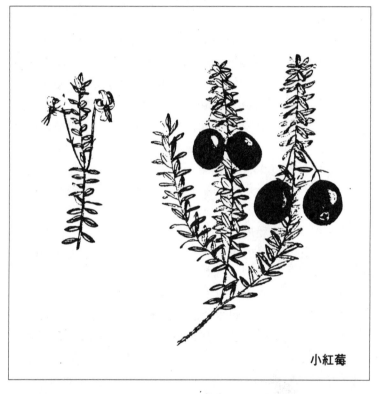

小紅莓

　　美國的超市經常可以買到用玻璃瓶裝的紅色果汁,一大瓶
,跟牛奶差不多價錢,叫 cranberry,最近台灣方面譯為小紅
莓。橘紅色的小漿果,屬於杜鵑花科,越橘屬 *Vaccinium*
spp. 分布歐亞及北美溫帶地區。在美國東北部主要是 *V. macr-*

ocarpon 這一種，近年來廣為栽培。

從九月開始，就可從這種蔓生的灌木摘採小紅莓，一直到十月底，是美國、加拿大感恩節、聖誕節傳統的食物之一。除了搾成果汁外，還做果醬派餅 cranberry pie，或以乾果儲存。因為又酸又澀所以添加大量的糖，不宜多飲多食。另一種藍漿果 blue berry, *V. angustifolium* 也可治尿道感染並廣用於果醬。

十九世紀中葉，德國醫師發現吃小紅莓後，尿中含 hippuric acid 成分，而宣稱可治尿道發炎。從此歐美人流行吃小紅莓來減輕尿道感染的症狀，是有點效果。尤其一些婦女不愛喝水，常禁尿（由於洗手間不方便），一旦有尿道感染，儘快喝大瓶的小紅莓果汁，有助於將細菌沖洗排出體外。

二十世紀初有人試驗，吃含有 quinic acid 的小紅莓或酸梅，可以提高尿液的酸性，也增加 hippuric acid 的量，而達殺菌效果。但是試驗對象只有兩人，而且一次吃一磅的小紅莓，不近常情。

1994 年 3 月哈佛大學醫學院的 Jerry Avorn 教授，受果汁公司 Ocean Spray 之託，發表一篇較嚴謹雙盲的試驗。以波士頓地區一家養老院，121 名老年婦女為對象，一半每天喝 10 oz 的小紅莓果汁，另一半則喝同味道同顏色，只添加 Vit. C 而無小紅莓的飲料，為期六個月，每月驗尿。

六個月後，Avorn 等人發現，喝小紅莓果汁那一組，尿中的細菌數，只有控制組的一半（15%～28%），但是並無尿液呈酸性的現象。可能是小紅莓及藍漿果中含有特殊成分，可以使細菌不易附著在尿道的黏膜上，而達消炎的效果。

家庭科或泌尿科醫師，通常用抗生素讓患者服用十天或更長時間，以達殺菌、尿道消毒的作用。但是隔一段時間患者再

感染，同樣的抗生素效果就不那麼靈了，有可能產生抗藥性。雖然可供選擇的抗生素有十幾種，有些慢性尿道感染實在傷腦筋。

最普遍的細菌如大腸桿菌 *Escherichia coli* 會分泌兩種叫 adhesins 的成分，藉以粘附在人體尿道細胞上而繁殖。小紅莓果汁中含有抗 adhesins 的成分，即是果糖及一種尚未清楚的高分子成分（特別只發現在小紅莓、藍漿果等越橘屬植物中）。因此，小紅莓是以阻止細菌附著在細胞壁而達到消除感染的機會，並非完全是改變尿液的酸鹼度或抑制細菌的生長。

健康食品店有賣小紅莓膠囊，是將乾燥的漿果磨成粉再裝入膠囊，六粒膠囊相當 100cc 的小紅莓果汁，好處是容易攜帶，不含過量的糖，而且富於纖維。最近也有濃縮乾燥的小紅莓精，從 8,000mg 的純汁，濃縮成 800mg 的膠囊，每天服二至四粒，亦可達到預防尿道感染的效果。

鋸棕果
Saw Palmetto

美國常用藥草中，也有一種果實，晒乾後泡茶喝，聽說可以強精補腎，不僅增加精子數量，增大乳房，增強性慾，而且可治尿道及性器官的各種毛病，它就是鋸棕的漿果。棕櫚科的鋸棕 *Serenoa repens* 亦名 *S. serrulata*，分佈在美國東南部，從南卡州到佛里達，西到德州，主要供應地在佛州的 Cape Canaveral。

可惜的是，喝了幾個月的鋸棕果茶對大多數人均無顯著效果。本來「國民處方集」National Formulary 還記載可以利尿及治攝護腺腫，1950 年之後也因藥效不彰而被刪除了。1960 年代發現乾燥的漿果含豐富的植物固醇 sitosterols，而且注射於小白鼠，有一點雌性激素的作用。1984 年德國學者認為鋸棕果有抗雄性激素的作用 antiandrogenis，可能直接作用於雄性激素接受體及抑制 testosterone-5-alphareductase 酵素。

芝加哥大學的 Moore 教授於 1929 年發現雄性激素 testosterone，後來發現需要 5-alphareductase 這種還原酵素才能將 testosterone 轉化為 dihydrotestosterone，藉此男性才會發育陰囊、陰莖、及攝護腺體。過中年之後，多餘的 dihydrotestosterone 卻會使攝護腺肥大，影響排尿，甚至產生癌細胞。這方面的研究，芝加哥大學的生化教授，廖述宗博士貢獻最多。默克藥廠出品的 finasteride（Proscar）就是根據廖教授的理論，有效的抑制還原酵素，而減少攝護腺肥大。

　　德國的草藥委員會 Commission E 批准四種草藥製品可治療攝護腺肥大，即鋸棕的漿果、南瓜種子、裸麥花粉 rye pollen，及蕁麻根 nettle root 等，這些草藥製品雖然不能有效根治，卻能緩和症狀，至少不致惡化，其中以鋸棕的製品最廣用。

　　已經有五篇研究報告指出，鋸棕漿果的抽取物，可以抑制還原酵素 5-alpha-reductase。另有一篇報告顯示對抑制 aromatase（也會改變 testosterone 的酵素）。到底鋸棕的漿果含那一種有效成分呢？至今尚未明瞭，只知道用水抽取部分含酸性多醣體及用酒精抽取含類黃鹼 flavonoids，二者均可使實驗動物的攝護腺消腫，減少肥大。而油溶性的抽取物亦能抑制 leukotriene B_4 及 thromboxane B_2 的生合成而使老鼠的攝護腺消腫。以往認為只有油溶性部分（含多量植物固醇）有效。

　　許多臨床試驗不是規模小時間短，就是使用不同方法去抽取鋸棕果，因此雖然宣稱對攝護腺腫大有效，實際上卻需要進一步研究。

　　南瓜子數百年來用於驅除蛔蟲，有效成分是 cucurbitin 一種特殊的氨基酸，其含量因南瓜種類而相差甚巨。而傳說的南瓜子可治攝護腺肥大，目前已找出有效成分可能是 delta-7-sterols 及 selenium，只含於 Cucurbita peponis 這種南瓜的某些品種，並非所有南瓜子都含有。德國業者現在已取得共識，將南瓜子的製品標準化，而且也可以針對 5-alpha-reductase 抑制能力而定量有效成分。

　　攝護腺肥大在歐美相當普遍，日本則較少見，是否與大量肉食有關或是日本人吃較多海草及黃豆食品，尚無定論，可見原因相當複雜，不單純是還原酵素的問題，許多患者服用 Proscar 一年以上，藥效並不顯著。

　　以南瓜子、鋸棕為例，從印地安人民間療法發展到目前歐美的健康食品，不知多少研究者花費多少心血，至今藥效尚未完全明瞭。我們常聽說中藥科學化，看樣子還要數百年的功夫，決不是少數幾個人喊一喊就能完成任務的。

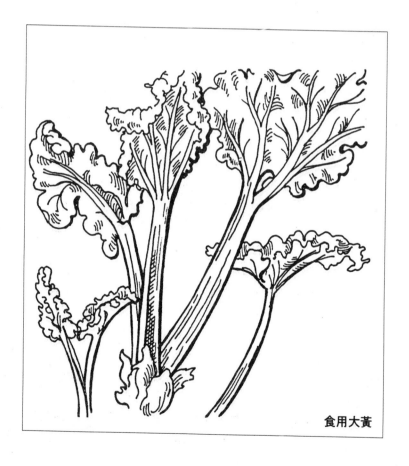

食用大黃

蘆薈及大黃
Aloe and Rhubarb

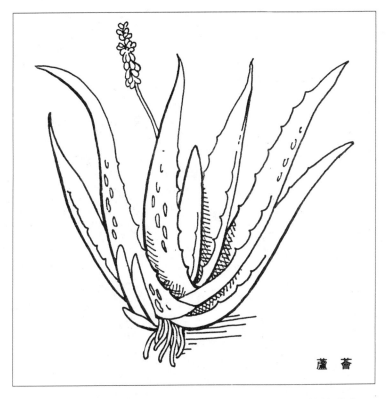

蘆薈

藥草不但會渡洋過海，而且會流行，1980 年前後幾年，美國流行蘆薈產品，從面霜、牙膏、飲料、到藥膏都有蘆薈的影子，現在我藥局還每一種擺兩三瓶。

三千五百年前，埃及的藥書就已記載蘆薈，它是暗棕色玻

璃塊狀，富有光澤的浸膏，味苦而有酸敗臭氣。公元 6 世紀阿拉伯商人帶到亞洲，直到明朝李時珍，還不知道原植物是何物，只有瞎猜。現時蘆薈可能是園藝上最普遍最容易栽培的藥草。*Aloe* 譯音為奴會或蘆薈，指原植物或其浸膏。

蘆薈是百合科 *Aloe vera* 或 *Aloe barbadenis* 肉質葉片的植物，從葉片的表皮組織，濃縮乾燥的蘆薈浸膏，含高濃度的樹脂及水溶性的蘆薈素 aloin, barbaloin 刺激小腸而有瀉肚作用，與大黃、鼠李皮、番瀉葉等所含成分同一類。

蘆薈葉肉含透明膠質，是屬於多醣類，有潤滑作用，廣用於化妝品及健康食品。利用蘆薈膠質來治療燙傷，及其他傷口，是千年來的土方。用新鮮的葉片，撕去表皮，把葉肉貼在傷口上，一方面防止細菌感染，另一方面保持傷口的濕潤。但是大的傷口，還是要到醫師診所或急診室處理。

蘆薈含有微量的特殊成分，具消腫止痛、止癢、殺菌等藥理作用，但是缺乏治療效果。關於蘆薈治療肝炎的偏方，在中國大陸及台灣普受試用， 1989 年「中國中藥雜誌」有一篇研究報告，用蘆薈抽取液注射到病患，有助於受化學藥品傷害的肝臟復原，對慢性肝炎患者 SGPT 數值也有極大改善。

在美國超市蔬菜部，常見紅色大葉柄叫 rhubarb，它的根莖原產於中國，是頂頂大名的大黃。或許你沒到過中藥舖，不知大黃與黃芩，黃耆，黃連等同輩份，你總見過廟裡燒的香吧，香的高貴主要原料是大黃粉末，又黃又香。

大黃屬蓼科植物 *Rheum officinale*，含有效成分 emodin 大黃素是瀉劑，列於神農本草經草部下品，中醫師治療高血壓、瀉肝火、驅瘀血，健胃緩下、外敷消腫等都會用到大黃。

大黃同屬植物有十幾種，18 世紀傳入英國栽培的是圓葉大黃，含甚少量的瀉下成分，英國佬竟然喜食它又大又脆的葉

柄，用於日常食物料理，它跟菠菜一樣，含多量草酸鈣，吃多了有些人易腎結石。

　　蘆薈原產於非洲，繁殖於沙漠及熱帶雨林之間，它的浸膏自宋朝以降，就記載於歷代本草，雖然藥效不明，用法不一，但是它是道道地地的「中藥」。蘆薈原植物十七世紀先抵澎湖，再傳入台灣，三百年來成為受人喜愛的民間藥草。二次世界大戰前後，物資缺乏，許多婦女包括我母親在內，經常用蘆薈葉片內的透明膠質，來梳頭髮，濕潤烏亮。這種用法大概是古代的阿拉伯人料想不到吧。

　　英國人不管大黃在醫藥方面的功能，卻偏愛大黃又綠又大的葉子，及又紅又粗的葉柄，讓我這位留洋的中藥通，每次到超市，總是特意看一下那一大把的大黃葉柄 rhubard，真想買幾支，把它當木劍跟兒子玩一下，因為我實在不知道怎樣吃它。

　　為什麼不同科的植物，不同部位，會含有對動物及人體的小腸有刺激的同樣瀉下成分？是造物者的偶然瀟灑，還是植物本身選擇的一種自衛求生的方法？

牛　蒡

Burdock, gobo

　　菊科植物 *Arctium lappa*，分佈於歐洲、中國、北美洲。近代日本栽植並普遍食用，日語牛蒡叫 gobo，台灣於日據時代開始栽植，民間食用並不普遍，1990 年左右始有現代經營的牛蒡農場，生產牛蒡片、牛蒡茶，以健康食品的形態暢銷全台。

　　古代中醫用牛蒡子，解熱清毒，治喉痛痘瘡，散瘡瘍腫毒。葉及根皆可食，牛蒡根搗汁治腳氣、中風、咽腫、諸瘡腫毒。有一古方以牛蒡根，生地黃各一升，炒大豆二升，以絹袋盛，浸一斗酒中，一星期後，空腹溫服兩小杯，日二服，治老人風濕，久痺筋攣骨痛，服此壯腎、潤皮毛、益氣力。這大概是日本人認為牛蒡是補腎壯陽之依據吧。

　　一百多年前的歐洲，用牛蒡根來利尿、利膽及發汗，泡酒用來治皮膚毛病（青春痘、瘡腫、風疹），跟中醫差不多，現代已少用，只用於同質療法 homeopathy。據台灣市場品牛蒡茶罐裝上的簡介「牛蒡根深植土內，長達一公尺，蘊含大地精華，屬菊科植物，是中國古傳的天然健康食品。其根部含多量菊糖，開花前將根掘起，洗淨，切片，可煉熬成湯，直接飲用，作肉骨湯或泡茶飲用皆可。」

　　牛蒡根大者如人手臂，含 45% 菊糖（果糖形成的多糖體）及少量油脂，精油等。另含木質素 lappol A & B。牛蒡有特殊芬香，在菜市場有生品賣，通常炒肉絲或與魚漿炸成牛蒡炸餅。吃多會下瀉。牛蒡種子含一種配糖體 arctiine 及油脂 20

至 30%，牛蒡果實亦名惡實，外皮長刺，跟蒼耳一樣，會刺人，附著衣物或牛羊的皮毛，藉以傳播種子，這大概是牛蒡名稱之來源。

牛蒡根和許多菊科植物的根一樣（如蒲公英、兔兒草等）沒有什麼特殊藥理作用可以用來治病。1989 年世界衛生組織一項愛滋病會議中，有人提出「對 HIV 有抑制作用的藥草篩選」的報告，牛蒡名列其中之一。1986 年基因突變研究彙報 Mutat Res，有一篇報告，研究各種青菜汁，是否能抑制藥物引起的老鼠骨髓細胞染色體迷亂，牛蒡根汁亦具其效。1984 年同一雜誌 Mutat Res，有人報告牛蒡根中有一特殊成分，可以對抗引發細胞突變的藥物作用，迄今該項特殊成分尚未證明。

1989 年糖尿病研究雜誌 Diabetes Res 中，有一篇以歐洲藥草治糖尿的效果，對正常動物牛蒡汁無作用，但是對以 streptozotocin 引發的糖尿小白鼠，都會加重糖尿。在歐洲長久以來，牛蒡根汁用來外敷腫瘤、疣及其他皮膚感染，但是並無特殊效果。

十幾年前美國醫學會雜誌 JAMA 及臨床毒物學 Clin. Toxicol 有三篇文章談及牛蒡茶 burdock root tea 中毒的病例，結果證實是由於加工包裝時，摻雜含 atropine 的藥草，而引起瞳孔放大、尿少、口乾、心跳加速之現象。基本上牛蒡根是一種含高纖維的蔬菜，吃多清腸通便，有益健康。

至於日本人奉牛蒡為補腎壯陽聖品，我想是精神作用，因為牛蒡根外形類似牛鞭鹿鞭，大概吃了可以壯陽吧。

肝膽良藥——洋白薊

Silymarin

我們常有一個印象，西醫沒有肝病的藥。那麼中醫有嗎？也許有一大堆，但是都不比 silymarin 的效果好。

原產於克什米爾，印度西北方的菊科植物洋白薊 *Silybum marianum*，散見於歐洲及北美各地，一年生或二年生草本，可長一人多高，貝殼形的葉片帶刺，紅紫色的頭狀花，秋天可採收瘦果，用酒精浸煮瘦果，再濃縮成粉狀，即是 silymarin，洋白薊（英文名 milk thistle）的瘦果種子含 4％至 6％的 silymarin。

silymarin 是取自屬名及種名合併而來的，包含眾多類黃鹼 flavonoids，如 silybin, silibinin, silydianin, silandrin, silychristin 及 silybionomer 等，另外含多量的 betaine 及 apigenin, silybonol, myristic acid 等，洋白薊的葉、莖、花亦含少量的 silymarin。

1931 年首見洋白薊利膽的學術報告，1980 年前後有數十篇相當有份量的藥理報告，現擇要介紹一下：口服時有 50％的 silymarin 被人體吸收，吸收後 95％經肝代謝，只約 5％經腎排泄，在動物實驗中，silymarin 的成分二十四小時之後才被肝代謝，經由膽汁排泄，在膽汁中的 silybin 的濃度可達 50 mcg／ml，而有替肝解毒的作用。

另一主要成分 silibinin 能保護肝細胞由於誤食野菇毒蕈 Amanita（含 phalloidin 及 alpha-amanitin 等毒素，攻擊細胞膜，阻止 messenger RNA 傳信者合成必須的 polymerase

，導致核酸醣小體蛋白質 ribosomal protein 不能合成，使肝細胞死亡）的肝中毒。silibinin可能防止毒菇的毒素 amatoxins 進入肝細胞，中毒的人服用 silymarin 肝機能的恢復比不服用者快四倍時間。

通常毒蕈 amanita 中毒死亡率高達 50％，1980 年有一次 60 人集體中毒，經用 silybin 20mg/kg 點滴注射急救後，全部恢復。另一次中毒事件，265 名患者中 40 人死亡，但是如獲 silibinin 注射者全部康復。在二十四小時或四十八小時內，如果能給予 20mg 到 50mg/kg/day的silibinin（等於六十公斤體重的人每日注射 1.2g 到 3g）即可預防急性肝中毒。

對於各型肝炎引發的慢性肝硬化，口服 silymarin 400mg/day，在半年及一年後對肝組織都有明顯的改進，對照組患者則無改進。健康的人服用 silymarin 後，肝細胞 glutathione 的含量可增加 35％，glutathione 是肝解毒的重要武器。

Silymarin 能抑制 lipoxygenase 而避免不飽和脂肪酸的被氧化，也等於保護細胞膜。silymarin 同時也抑制前列腺素合成酵素 prostaglandin synthetase，而有消腫作用，由於 silymarin 能抑制 leukortienes（不飽和脂肪酸被氧化後的毒素）及其他體內毒素，因此對某種類型的牛皮癬 psoriasis 有意外效果，silymarin 能降低 cGMP 在細胞的含量而增高 cAMP 的含量，如此可控制細胞的過度分裂，而治癒牛皮癬。

因酒精、化學藥品而肝中毒（驗血時肝酵素 SGPT，SGOT 特高）服 silymarin 有極顯著功效。動物實驗對 frog virus-3 誘發的肝毒，silymarin 也有保護內皮細胞 endothelial cells 的作用。Silymarin 似乎可增進肝細胞新生的能力，但是對肝腫瘤及肝癌細胞卻毫無作用。

近二十年來，台灣有幾種養肝丸藥效不錯，有人懷疑是否

有加 silymarin。最近（1995 年）加拿大及台灣衛生署把 sily-marin 列為醫師處方用藥而不是健康食品。在美國一般健康食品店及藥局都有它，每粒藥片含 silymarin 140mg 或 70mg，依病情酌量服用，甚少副作用。

從前都以為菊科植物只供觀賞或當蔬菜，甚少含特殊成分如生物鹼、配糖體等，較少受現代醫學的注意。與洋白薊類似功能的菊科植物有蒲公英 dandelion（ *Taraxacum officinale* ）及朝鮮薊 artichoke（ *Cynara scolymus* ）兩者根及葉均含苦味質，健胃助消化，也含膽汁鹼及各種酵素，有利膽保肝之作用。

結論是對慢性肝病、肝中毒、肝腫大、脂肪肝（長期被酒精，化學藥品或藥物傷肝引起的脂肪浸潤肝組織）以及輕度的膽結石，目前最好的藥品是 silymarin。

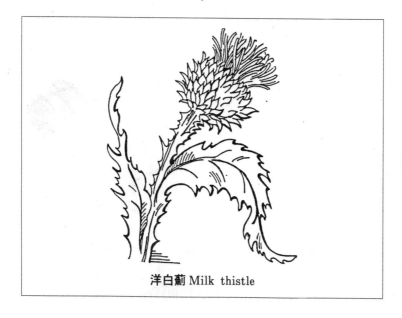

洋白薊 Milk thistle

山藥薯與番薯
Yam and Sweet Potato

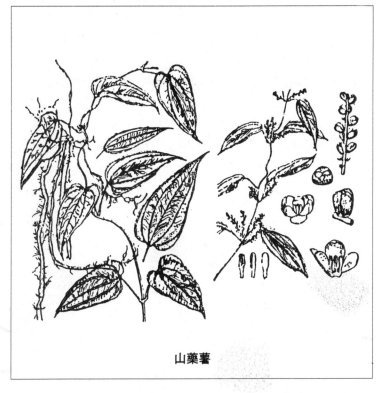

山藥薯

在美國超市，真正的 yam 是長條型，山藥薯 *Dioscorea* 的根莖。有兩三個蕃薯的品種也叫 yam，但是通常番薯就叫 sweet potato。

山藥薯亦名淮山，是中藥常用的藥材之一，本來懷山藥，

是產自河南懷慶的山藥最有名，但是懷字筆畫多，就別寫為淮，所以在中藥店的淮山就是 yam，古代本草原稱薯蕷，後來為了避皇帝的名諱，唐代改為薯藥，宋代再改為山藥。

山藥薯在台灣主產地是嘉義及恆春，有十餘種 *Dioscorea* 的原生植物，大部分可食用，小部分含特殊成分如生物鹼，固醇皂甘（為合成荷爾蒙，可體松等的原料）。可食用的山藥依根莖的形狀分長條形的的竹篙薯，球棒形的條薯，田薯，及佛掌狀的掃帚薯。如果生長在土質肥沃的山坡地，一株根莖的重量往往達十幾公斤。這兩型的山藥薯遍佈太平洋沿岸及各島嶼，是上等糧食，因為根深不易挖，所以市價也貴。

食用的山藥 yam，含粘液（一種蛋白質）及酵素，日本人磨碎生吃，營養豐富，特別適用於糖尿病患者，以山藥代替米飯，可減輕糖尿。胃不好的人，吃山藥也可避免脹氣及胃酸。許多著名的中藥湯方如四臣湯（四神湯），十全大補，八味地黃，六味地黃等皆含山藥。

山藥是攀緣草本，心臟形葉片，單性花，雌花結的是三翼莢果，更特殊的是會在葉柄基部長零餘子，大約像花生米大，掉在地上可長出新株，有的零餘子像雞蛋大，成分功能和地下根莖差不多。補脾胃，強肝腎，生津止渴，平喘，對慢性胃腸炎，遺精，夜尿，及糖尿病等有效，久服輕身延年。

台灣人自稱是番薯兒，不僅台灣島的地形酷似番薯，而且四百年來，番薯的引進種植，與漢人的移民入侵，有不可分割的歷史。番薯是爬藤植物，旋花科的 *Ipomoea batatas*，原產於熱帶美洲。隨著西班牙、葡萄牙的船隻航行世界各地，番薯也遍植於熱帶及亞熱帶地區。由於本來就有山藥薯，所以這種番人帶來的就叫它番薯（藷），而且把它和生命連在一起。有番薯，乾旱、颱風、水災都不怕，有番薯就有生命。番薯四

百多年前閩人陳經綸由菲律賓傳入福建，也在中國各地救無數飢荒。

　　番薯切成數片，每片都可種植，番薯藤一小節埋在地下也可生根發芽。番薯的引進在李時珍之後，因此本草綱目拾遺（清，趙學敏編著）才有記載，「中滿者不宜多食，能壅氣，煮時加生薑一片，調中與薑棗同功。」換句話說，番薯吃多易脹氣，加生薑煮就較不會多氣，有止瀉也有通便的功能。

　　在大學教我們食品化學的楊祖馨教授，曾解說在米飯中加番薯，互補互成，提高營養。在美國番薯一向當做蔬菜的一種，台灣也有這種趨向，吃番薯粥，番薯葉，別有一種飲水思源的意味。華南，台灣固有的空心菜（蕹菜），在植物學上與番薯同科同屬 *Ipomoea reptans*，跟番薯葉一樣不僅富於營養，而且也是極佳的纖維蔬菜，清腸通便，降膽固醇，避免膽結石。

　　在南美高山地區原產的馬鈴薯 potato，有時形狀及名稱易與番薯 sweet potato 混亂，茄科的馬鈴薯在植物學上是番茄的姐妹。

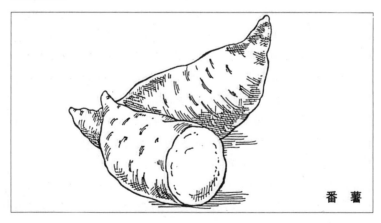

番　薯

大 蒜
Garlic

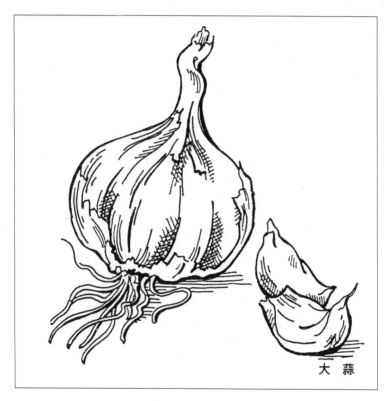

大 蒜

　　大蒜是一種令人又愛又不敢接觸的食物，也是效用廣泛的藥草。前幾天，有位老先生來藥局，要買香港腳（在美國叫運動員腳，即足癬）的藥膏，問藥效強一點的，原來他多年的秘方是在趾間各夾一小片蒜頭，效果不錯，只是味道不好，又麻

煩。

大蒜在明朝還叫「葫」，因為是漢朝張騫通西域之後，才流傳到中原，就像胡琴、鬍子、胡說八道，從地中海沿岸經新疆入中原（絲路）的，都加胡字。中國固有的蒜，因為比較小，所以又稱為小蒜，有別於胡來的大蒜。

蒜青、蒜白，都辛辣，但是厲害的是藏在地下的蒜頭，看起來不顯眼，所以中國話有一句罵人的話，「裝蒜」指深藏不露的人。又說叩頭如搗蒜，表示感激不盡。

為什麼要搗蒜，做成蒜泥？小時候看媽媽炒菜，用刀背把兩三瓣蒜頭搗碎，放進油鍋，一下子香味四溢，令人垂涎，原來蒜頭裡面有一種蒜素 alliin，搗碎時有一種酵素 allinase 游離出來，把兩個蒜素合成一個蒜精 allicin，而有蒜頭特有的蒜味，也是具有各種藥理作用的主要成分。

藥即是毒，唐宋本草就有記載，大蒜傷肺害目，多服會哮喘。明朝本草綱目的作者李時珍，有一次遇到一婦人衄血不止，諸治無效，他叫人搗蒜泥，敷在婦人足心，不消片刻，竟然止血，因而大嘆蒜的神奇藥效。但是他再三警告不可因蒜善化肉而多服，茫了眼才划不來。

為什麼蒜善化肉？（懂吃肥肉、五花肉或梅干叩肉的人，桌上會有一小盤蒜頭。）這個民間經驗，近十幾年來的藥理研究已經證實。

蒜精可以使服食高脂肪、高糖分的動物，其血清及組織中的膽固醇及三酸甘油脂，含量降 50％。餵大蒜油精給實驗的老鼠，七星期後並能降血中及肝中的膽固醇。有一組臨床試驗，讓 20 人吃 100 公克的牛油，其中 10 人另加 50 公克的大蒜汁，三小時後有加蒜汁的 10 人，其血中膽固醇比原來降 7％，而沒加蒜汁的，血中膽固醇則比原來高 7％。餐桌上的「蒜泥

白肉」材料配得很恰當。

　　我們人體合成脂肪需要幾種酵素，如 coenzyme A，而含硫化物的大蒜精，會抑制這些酵素的作用。大蒜精也會抑制血凝素 thromboxane 的合成，而阻止血小板的凝結。其中有效防止凝血的成分 MATS，在大蒜油中佔 4％到 10％。另一成分 ajoene 是兩個蒜精 allicin 結合而成的，也已大量人工合成。1953 年京都大學藤原元典敎授發現，蒜精與 VIT.B-1 結合後，可延長 B-1 的作用時間，並且容易經小腸吸收，臭味較低，就是武田製藥出品的合利他命 Alinamin。

　　日本北海道有一家著名的蒜頭公司，有大農場栽培大蒜，及純化（除臭味）大蒜精的設備，產品暢銷美國。大蒜精亦證實有抗氧化及清除游離基的作用，防止肝脂肪的過氧化，也即是防止肝的老化。可以增加肝醣的儲存及促進胰島素的分泌，而有降血糖的功能。大蒜精除抗菌，抑制癬、黴菌之外，還有抗癌作用，都是由於它含硫的化學結構。

　　總之，好物不在多，每天在食物料理上，加一點大蒜，就有上述的諸多功能：降膽固醇、降三酸甘油脂，清血防血栓，殺菌防癌（有效成分是 allicin 及 SAC S-allyl-cystein），降血糖，甚至防止老化。

　　好像現代人的富貴病都被大蒜全包了。大蒜在英語的俗名又稱農村的靈藥，或窮人的妙藥，也有鄉下人將一大把蒜頭掛在門口屋簷下，聽說可以辟邪，信不信由你。

薑
Ginger

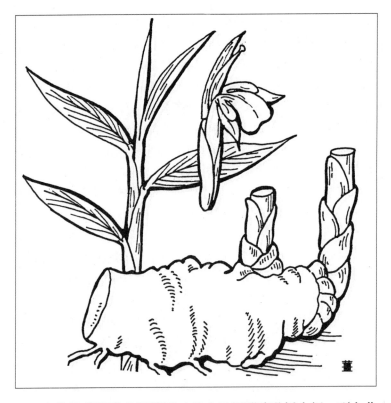

　　在北醫藥學系求學期間，曾由恩師那琦敎授介紹，到台北迪化街謝銘鐘先生（時任台灣國藥公會理事長）主持的吉元貿易行實習。兩星期當中，我整天和工人一起生活，在上下兩層深長的倉庫，堆滿從中國大陸進口的中藥材，我拿本筆記簿，

有問題隨時記隨時問。開始很不習慣藥名的簡體字及別字，譬如姜黃就是薑黃，干姜就是乾薑，最妙的是鬱金寫成乙金，把二十九畫簡化成一畫。

姜是姜科的 *Zingiber officinale*，屬名是採用原產地印度人叫的名字，種名 *officinale* 是藥用之意，所以姜是典型的藥用植物。它生長於熱帶溫帶，陰涼潮濕排水良好的沙地，夏秋掘根莖，去莖葉稱生姜，如取初夏新芽者叫紫姜或子姜，秋後冬季採的叫姜母，俗語說「薑是老的辣」，因為含較多的 zingerone，在植物化學上是有依據的。姜母也用來栽植新株。美國市場上的姜，數百年來都是西印度群島栽培供應的。

在本草上生姜有發表散寒，溫胃止嘔，消痰行水解毒之功。干姜主治吐瀉腹痛，肢冷脈微。生姜與干姜主要之區別在干姜是去姜皮後再晒乾，姜皮有利尿消水腫之作用，所以性涼。

姜是芳香健胃劑，自東漢張仲景（傷寒論作者）以來，都強調姜的止嘔吐的功能，較著名的湯方有生薑半夏湯、大柴胡湯、乾薑人參半夏丸、桂枝湯等。1982 年有篇臨床試驗，比較 940mg 的姜粉，100mg 的暈車藥 Dramamine 及安慰劑對防暈的效果，36 人服藥後坐上旋轉椅，服姜粉的有半數坐滿六分鐘，平均是五分半鐘，服暈車藥的平均坐三分半鐘，服安慰劑的只能坐一分半鐘。服姜粉的比較不會嘔吐，可能因直接作用於胃部。

雖然在 1991 年歐洲婦產科雜誌有一篇妊娠止嘔的報告，服姜粉 250mg，每天四次，另一組服安慰劑，四天後，70.4% 的孕婦覺得服姜粉舒服多了。但是姜對畸形胎兒的影響尚待進一步研究，孕婦不可大量服用。早在唐朝，孫思邈在千金方中就警告，多食姜患眼損壽，孕婦食之，令兒盈指。也就是嬰兒手指腳指會多出來。誰說中藥無副作用？

　　姜含 1%—3%的精油,是 gingerols 系列,有強心作用的成分,其中(6)-shogaol 也有退燒止痛助安眠的作用,抑制前列腺素的生合成,口服時助胃蠕動,靜脈注射卻抑制小腸蠕動。(6)-gingeral 也有退燒止痛作用,同時有強力的止咳作用,與可待因 codeine 差不多。另外同類的姜科中藥乙金,莪尤含抑制肝癌的有毒成分 zerumbone。

　　記得大學畢業後的年冬,我被徵調到台北士林的衛勤學校受訓一個月,早晨冒著寒雨跟一群老爺兵在操場演練,快中午時,又冷又餓,列隊進餐廳時,指揮官賞我們一人一大碗薑湯,熱熱的薑湯喝下去真爽快,能加點紅糖更好。以前在台灣,產婦都可以享受一個月的麻油雞酒,當中少不了薑片,對產婦的止痛恢復體力,是非常有幫助的。

　　在台灣上山採藥,經常見到山薑長在陰濕幽谷中,白花清香,又可見到斜坡上艷麗奪目的月桃花,這兩種薑科的種子叫砂仁,大量外銷日本,是仁丹、口味兒的主成分。日本及台灣的強胃散也有加砂仁。

　　薑黃也是薑科植物,根莖含色素 curcumin 及精油,在亞洲分布廣,台灣也有野生,是中藥也是咖哩粉 curry 的主要原料,咖哩雞飯是印度南部的盛食名菜,除薑黃外還酌量加小茴香,芫荽,黑胡椒,辣椒,肉桂等香料。

| 實用食譜 |

薑花炒肉絲、薑花玉米濃湯:味道極為清爽。

生薑紅茶:泡紅茶時加點生薑片及牛奶,即變成「印地安茶」,對上呼吸道、消化系統很有幫助。

薑　黃
Turmeric

　　薑黃是薑科植物 *Curcuma longa* 的根莖，原產於印度、中南半島、中國南部、臺灣等地。主根莖球形（母薑黃），側根莖橫走長條（子薑黃），子薑黃含較多黃色素。

　　薑黃秋季採收後，洗淨、煮過，再晒乾，中藥材通常磨去皮鬚，切成厚片再晒乾。薑黃含 0.3%～5.4%姜黃素 curcumin；4%～5%的精油主要是 turmerone、atlantone、zingiberene 等，以及糖、樹脂、蛋白質、維他命及礦物質等。

　　咖哩粉 curry powder 的主成分是薑黃，薑黃也用於芥末 mustard 的配料，以及布料紙張的染色。自古在印度及中國，薑黃用來治腫瘤、風濕臂痛、氣脹、黃膽、通經、以及外塗瘡癬（scabies）。

　　姜黃的精油有消腫作用，姜黃素 curcumin 的消腫作用更強，姜黃素的消腫作用可能是間接作用於腎上腺皮質，也可能是防止固醇 cortisone 在肝的代謝，也就是延長固醇作用的時間及濃度增加而達消腫作用。姜黃素無直接止痛作用。

　　姜黃素有利膽及保肝作用，包括防止不飽和脂肪酸的被氧化，阻止血小板凝結，促進血內纖維蛋白的分解，抑制嗜中性白血球 neutrophil 對腫炎的反應。

　　姜黃的成分可防止肝細胞因化學藥品的毒害，並增進膽汁的流量，姜黃的酒精抽取物及精油可治膽囊發炎。目前美國健康食品中，對肝病最有效的產品，大概是 silymarin 加 turmeric 的製劑。

　　1992年有六七篇醫學報告，研究姜黃抗癌的成分及藥理。

　　例如在飼料中加2%的姜黃，可減少人工引發的小白鼠大腸腫瘤細胞增殖，姜黃素對不同時期的癌細胞有抑制作用。在天竺鼠的防癌試驗中，姜黃可增強荖葉 betel leaf 抽取物的效果。姜黃對肝酵素的高低及膽固醇、三酸甘油脂的濃度無影響，但是可以顯著減少吸煙者（每天給一點五克姜黃，連續三十天）尿中引發細胞突變的成分 mutagens。

　　姜黃的水浸液顯示可抑制癌細胞，保護正常細胞，印證傳統姜黃用於治癌的功能。

　　從姜黃中分離出 ukonan-A，一種多糖體，有促進白血球的功能。另一種 ukonan-D 則有加強網狀內皮系的功能。是否每天吃咖哩飯、咖哩雞的人就不會得癌症？至少，偶爾吃一下應該是有益無害吧。

　　與姜黃相近的植物包括乙金（ *Curcuma aromatica* ）根莖含姜黃素0.3%，精油1%～5%等，用於利膽、止血痢；莪朮（ *Curcuma zedoaria* ）芳香性健胃驅風藥，破血行氣，含精油1%～1.5%，不含姜黃素。姜黃試紙可驗酸、鹼及硼酸鹽呈不同顏色。

檳　榔

Betel Nut, Pinang

　　南加州是棕櫚之都，全世界各種棕櫚科植物幾乎都有，獨缺不耐霜寒的檳榔樹，菁兒（仔）欉 *Areca catechu*。為什麼叫檳榔？古時南方人用以招待貴賓新郎的。原產馬來半島，印度，錫蘭，印尼，越南，海南島及廣東，台灣則引進栽培，據說產地包括台灣有 10% 的人口嗜好檳榔。

　　檳榔藥用於驅蛔蟲、條蟲，健胃、助消化、利尿等，當做嗜好料自古各地皆有。新加坡政府嚴禁，因為吃檳榔口水會增多，吐出來是紅色，如吐在地上則更髒亂，是屬於環保問題。台灣近二十年來檳榔消費量直線上升，是值得探討改善的。

　　1973 年石油危機之後，台灣的生意人忽然富裕起來，覺得台灣煙酒公賣局獨家產銷的劣質香煙沒什麼趣味，轉向本土化、不受獨裁管制的檳榔。在縱貫公路旁有幾個檳榔攤特別受青睞，南部及中南部的農家加緊闢地種檳榔，還是供不應求，尤其冬季，市價更高。

　　1976 年我回台服務時，檳榔的產銷顯然已企業化，有類似連鎖店的檳榔攤，當時就有人動腦筋，如何儲存秋季的檳榔，或從東南亞進口。

　　在其他地方，檳榔可以曬乾，磨成粉或切片，加點石灰，用檳娘即荖葉 *Piper betel*（胡椒科）捲包著，放進嘴裡嚼，大約十五分鐘後，就可以再換新的，每天約四至十五捲。在台灣則採未成熟的果實，青仔，除了石灰、荖葉之外，有的另加紅土（兒茶）。加石灰的道理是使檳榔鹼鹽類水解後，遊離出

檳榔鹼 arecoline，及其他影響生理作用的成分。

　　小學時我常替伯母用小銅缽研碎檳榔，大學畢業後，有一回在恆春半島採藥，晚上在恆春街頭，好奇的買了一粒包好的檳榔，咬兩口，味道太重了，馬上臉紅頭暈，好像喝醉酒，以後就跟檳榔無緣了。長期吃加石灰的檳榔會導致齒齦炎，牙周病及慢性骨髓炎。另外也可能（10％）引發口腔白斑病（癌症前期的潰瘍）。但是如果不加石灰，以上這些病症較少發生。荖葉有精油成分，不但增加檳榔的芳香，而且在實驗白鼠上可能減少癌症的發生。

　　到底是檳榔鹼或是檳榔的單寧質（佔15％重量）導致病變，目前尚未定論。有一項1984年在菲律賓的臨床試驗，讓檳榔族每天補充足夠的維他命 A 及紅蘿蔔素，可以降低口腔白斑症達三倍。以前檳榔浸液曾用來治青光眼。也有人吃檳榔而加重氣喘。

　　檳榔鹼是屬於中樞神經興奮劑，跟香煙中的尼古丁，咖啡或茶中的咖啡因作用類似，甚至更強，也極易上癮。有人認為檳榔有四項功能：醒能使之醉，醉能使之醒，饑能使之飽，飽能使之饑。或說夏天吃了清涼解渴，冬天吃了全身溫暖，真是不可一日無君了。有些檳榔族移民來美國，無處買檳榔，一下子禁斷，生理上心理上容易出毛病。

　　在洛杉磯由於東南亞移民日眾，有幾處超級市場及餐廳賣檳榔，當然貴多了，也不那麼新鮮。現在已有戒煙的尼古丁透膚貼片，希望過兩年也有檳榔透膚貼片問世，替檳榔族造福。

木瓜與鳳梨
Papaya and Pineapple

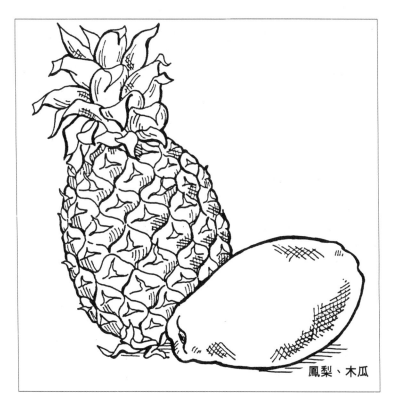

鳳梨、木瓜

　　在炎熱盛夏中，談點清涼水果，大概比較消痰化氣吧。把木瓜與鳳梨一起談，除了它們都是美洲熱帶原產外，兩者均含蛋白分解酵素。

　　健康食品店或藥局有售木瓜酵素 papain，本來適用於食

肉不化的患者，現在則廣用於廚房秘方，把木瓜酵素片研碎成粉末，混進牛肉、豬肚或排骨等，然後再去紅燒或清燉，用一半的時間就保證爛熟可口。

在我兒時記憶中，木瓜是個好朋友，樹不甚高，易爬上去摘木瓜，葉子寬大，可乘涼遮影，葉柄又長又直，可當木劍、當水管、當樂器。物質缺乏時，葉片晒乾磨碎，有人做香煙吸。木瓜種子晒乾磨成粉，充當芥末或胡椒。

台灣的木瓜有的一粒四五斤重，跟鳳梨差不多大，未熟的木瓜和枝葉同樣含高濃度的木瓜酵素乳液，等成熟化甜之後，酵素含量自然降低。木瓜酵素有驅蟲作用，但是口服經胃酸分解後，就失去驅蟲作用。在化妝品中，加木瓜酵素可柔嫩皮膚，讓粗糙表皮變光滑。

含特殊成分的植物，大多數有毒，木瓜可以說是有毒植物，同時也是藥用植物，看你如何用它。如果你不想懷孕，在房事後多吃半熟的木瓜，因為木瓜酵素不利受精卵的著床，在印度有很多婦女利用木瓜來避孕。但是半熟木瓜吃太多小心食道穿孔。

1980 年初，木瓜酵素的精製品 chymopapain 注射液，曾應用於治療關節炎及骨刺，可惜大約有千分之五的患者，會過敏反應，因此骨科醫師不常用。

木瓜種子含 caricin, myrosin，因此吃起來有點辣，葉子含 carpaine，會降低心跳及抑制中樞神經，也有殺阿米巴蟲的藥理作用。

木瓜酵素是多種天然酵素混合體，有工廠專門從未成熟果實，收集乳液，晒乾後，專供肉類加工用，有的人對乳液會皮膚過敏，吃太多會胃炎，少量則健胃。利用木瓜來避孕是不大可靠的，還是用安全套及避孕藥片較安心。

　　鳳梨的英文字來源自墨西哥土語「松果」，因為形狀像松果。鳳梨是一種聚花果，主幹穿透果心，頂上叢生葉片，會發芽，當傳種用，因而鳳梨不長種子。

　　鳳梨含將近 8％的檸檬酸及蘋果酸，維他命 C 含量低，全株含至少四種蛋白分解酵素，最著名的是 bromelain 鳳梨酵素，它的藥理作用跟木瓜酵素稍有不同，它可預防胃潰瘍，40％可經小腸吸收，能消腫皮肉傷，分解纖維蛋白。鳳梨亦有某種防癌作用。大約二十年前有幾家藥品公司，從鳳梨殘株抽取酵素，後來應用在醫學上如血管栓塞等，效果不佳，現在沒人採用了。

　　經常切鳳梨的人，指紋可能被磨掉，吃太多鳳梨會口角炎，喝太多鳳梨汁可能會引起子宮收縮，偶爾也會上吐下瀉，及經痛。

　　要發展一種有用的新藥實在不容易，像木瓜與鳳梨的特殊成分都被提煉出來，藥理作用也都試過了，甚至製藥公司也有產品出來，還是經不起再三的考驗。偶爾吃一點鳳梨酥，喝杯木瓜牛乳，鳳梨果汁，大概有益健康又享口福吧！

　　每日一大杯木瓜牛奶，就會豐胸隆乳嗎？不見得。

蔬果精
Juice Plus

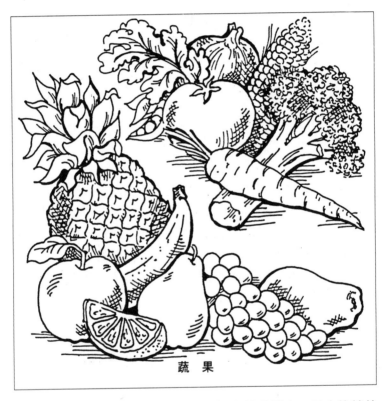

蔬　果

　　住在洛杉磯，經常有人邀請參加產品說明會，這次比較特別，是多年好友紀政從台北電話通知，希望我能撥空參加。下班後我開一小時車程，在大旅館的小會議室，很高興見到張博夫兄及紀姐。

　　原來有廿五年歷史的 NSA 直銷公司，近幾年推展國際市場，去年成立台灣分公司，請張博夫兄及紀姐總代理。起初是推銷空氣清潔機及濾水器，現在多一樣蔬果精 Juice Plus，本來只準備三十張椅子，後來多添廿張椅子也陸陸續續坐滿了，大部分是當地新舊會員，其餘是慕名而來。

　　1970 年的田徑競賽中，紀政擁有五項世界短跑記錄，曾獲奧運銅牌。近二十年在台灣，積極推動體育田徑運動及殘障希望基金會。1994 年在紐約被選為世界傑出女運動員六名之一，NSA 請她出面也是費了一番功夫。

　　產品說明會主講者 David Sage，來自德州達拉斯，先講點笑話開場，然後用投影機把他收集的資料，從美國醫藥的趨向天然療法及預防醫學，到最近兩年醫學營養論文及暢銷雜誌報導歐美人飲食的改變，井然有序的一一介紹，最後解釋為什麼要出品蔬果精。

　　在掌聲中紀政上台講半年來 NSA 蔬果精的個人體會，有一大半時間她很巧妙地介紹台灣體育近況，及推銷台灣成就，歡迎每一個人到台灣觀光。紀政在台北迎接的外賓可能比外交部還多，她流利的英語，順暢幽默的口才，照例獲得更多的掌聲，許多聽眾希望跟她合影，也有兩三位表示最近會訪問台灣，希望能到台北找她。

　　我買了一磅裝的蔬果巧克力粉，六十粒裝的蔬菜精及水果精各一瓶。蔬菜精口含片是採用紅蘿蔔、芹菜、甜菜、花椰菜、麥草、甘藍菜、菠菜及包心菜等新鮮菜汁低溫濃縮乾燥而成。水果精是用蘋果、柳橙、鳳梨、桃子及小紅莓 cranberry 等果汁再加維他命 C 而成。蔬果巧克力粉成分更多樣，除了上述蔬果精之外，又加五穀，植物混合纖維，植物混合酵素，乳酸菌，混合植物蛋白質，礦物質等等。

90年代的人很忙，雖然知道每天攝取三十五種以上食物，對健康最有好處，可惜經常還是偏食。打果汁、菜汁也常選口味好的那兩三種，或是材料方便的，有時嫌費時麻煩，就中斷了，蔬果精就是彌補空缺，尤其是長途上下班或出外旅行，蔬果精隨身攜帶，有助身體機能的正常運作。對肉食族或不喜歡吃青菜水果的孩子，蔬果精極有幫助，對習慣性便秘者，功效顯著。也可以補助素食者的營養均衡。

雖然蔬果精不能取代正常食物，對需要減肥的人，蔬果巧克力粉是可代餐，因它幾乎不含脂肪油質，能量低，又有營養。可能是推銷方式的關係，我覺得貴了一點，好產品應該廉價普及才對。

花色素、黃鹼素
Pycnogenol、Flavonols

　　有幾位讀者問我關於 Pycnogenol 的情形，其實我所知有限，其中有位小姐拿來十幾頁的英文說明書，要我翻譯，以便在華人社區推展產品，我連夜讀了一遍，只好據實以告，實在不知如何翻譯，連標題 Pycnogenol 就無從譯起。

　　最近又有人打電話來問，我只好勉強自修，東找西查，希望能滿足一些讀者的好奇心，盡量以粗淺的文字來介紹這一類生疏的天然藥物。中文標題「花色素」可能對大家比較親切通俗吧。

　　話說西元 1535 年，法國探險家 Jacques Cartier 第二次深入加拿大內陸時，在魁北克受冰雪所困，只靠有限的乾糧維持生命，同行隊員個個患壞血病及腳氣病，就是缺乏新鮮青菜含有的維他命 C, B1 等，牙床出血，掉牙，不能走路，先後死了 25 名隊員，最後當地原住民來救他們，用松樹的針葉及樹皮煮熱湯給他們喝，兩三天就康復了。

　　（另一悲慘的英國探險隊，在澳洲內陸也因腳氣病而全軍覆沒，1994 年澳洲的植物化學家才找出原因，據探險日記，該隊備有當地原住民提供的豆類，應該在水中搗碎成粉狀，以溶掉豆中所含的 thiaminase 分解維他命 B1 的酵素，該隊只是乾磨製豆餅吃，結果幾天內就把體內原有的維他命 B1 分解掉，走不動，死於半途。）

　　這位幸運的法國探險家 Cartier，把印地安人如何解救他們一五一十的寫下來。四百多年後，法國波爾多大學一位植物

化學教授 J.Masquelier 到魁北克大學客座，讀了探險日記，心想那些松葉及樹皮可能含特殊成分，活性類黃鹼 bioflavonoids。回到法國後，他發現歐洲的海岸松 *Pinus maritime* 比加拿大的松樹含更豐富的原花色素 proanthocyanidins，一家英國公司資助這項研究，把原花色素取了怪異的商品名 Pycnogenol，並登記為專利品。

當然，松葉含有維他命 B 群及 C 才救了探險隊的命，但是 Masquelier 教授是專門研究花色素的，所以有興趣來分析松樹皮含的色素，flavonoids 是這類成分的總稱，基本結構如下：

看起來簡單的成分，卻是花花世界的色源。

植物花、葉、莖、樹皮等的五顏六色，都是以花色素 flavone（有人譯為黃鹼素）為基本，加一個或幾個氫氧基—OH在不同的碳上，顏色就不同。還有兩個或兩個以上的花色素結合的如單寧質 tannins，這些花色素容易受氧化而變化顏色，也就是它本身具有還原性質。我們在切水果時，像蘋果、梨、桃等很快變黑，就是果肉中含單寧質，遇鐵或氧氣就被氧化，而產生顏色變化。

花色素的抗氧化（還原）性比維他命 C、E 強幾十倍。聰明的人就把花色素分離出來，加入維他命丸內，變成新的健康食品。已經成名的天然藥物，包括銀杏葉，槐花，黃芩，車前草葉，高良薑，黃金桂，枸杞葉，洋白薊（含 silymarin，解肝毒），葛根，甘草，紅花，山楂等等各有特殊藥理作用，主

成分都是花色素這類的結構。

　　近年來有些健康食品宣傳抗氧化，抗衰老，抗游離基，所謂游離基 free radicals 是體內化學成分或其中一部分帶有一個或以上的不成對電子，容易損害或氧化我們的器官及細胞。像維他命 C、E、紅蘿蔔素、鋅、硒 selenium 等，就具有抗氧化性及抗游離基作用，這些維他命及礦物質本身不安定。花色素也是不安定，通常是越新鮮的青菜水果才含越多活性的花色素，現代製劑技術發達，像含 Pycnogenol 這類成分的藥片，只要避免高溫及光線照射，是可以保存相當長久時間。

　　活性類黃鹼 bioflavonoids（Pycnogenol）在動物實驗方面對結締組織及纖維有保護作用，在臨床方面，對腳部循環不良引起的腫痛有舒解的作用。市面上的活性類黃鹼素產品大多數與其他成分或維他命合在一起，很少單獨使用。有的活性花色素是從柑桔類、葡萄子或槐花抽取出來，效果應該與松樹皮抽取出來的差不多。

台灣人需要卵磷脂？
Lecithin

　　最近加州景氣尚未恢復，有一位好友想回台灣做點生意，連絡結果，今秋最熱門的商品是卵磷脂，希望我幫他找生產卵磷脂的公司，以便運一貨櫃回台灣應市。

　　以下是他的孩子替他向美國公司電話連絡的片段：

　　「請問大量採購每磅價錢多少？」

　　「如用塑膠袋裝每磅＄2.00，用塑膠罐裝每磅＄2.95。」

　　「你們公司有外銷台灣嗎？」

　　「有，以前台灣人買去養蝦，當飼料，蝦肉會特別好吃。最近幾個月，台灣來問的很多，也有成交的，數量相當大，我不知道為什麼你們台灣人需要吃卵磷脂，你們的膽固醇濃度並不高，而且你們每天吃豆腐、豆漿，裡面都有豐富的卵磷脂。」

　　「請問可以用船運嗎？空運太貴了，每磅要＄1.00運費。」

　　「最好還是空運，因為大豆分離出來的卵磷脂不大安定，尤其不能受熱，易潮濕，通常我們保證品質只有六個月。」

　　「聽說台糖公司有生產，市面價格已下降，每磅零售約＄9.00。」

　　「我勸你不要冒險進口，因為台灣市場小，很快就飽和。台灣可能還沒有大量生產技術，大概都從美國中西部買，然後在台灣分裝。」

　　在我藥局幾年來卵磷脂通常只擺一小瓶，很少人買，今年較多人買回台灣，我特別訂多一點，有片劑、膠囊及顆粒粉劑

，一百粒大約賣＄5.00，一磅裝＄6.00，兩磅裝＄10.00，算是 1994 年暢銷品之一。有些顧客問我，卵磷脂是吃什麼的，我真不知如何回答。

曾經看過中文「世界週刊」刊登了幾篇健康食品，不是「本世紀最佳發現」就是「既要長壽又要活得好，老人應多補充卵磷脂」，功能不外是清血、降膽固醇、補腦、清除老人班，完全沒有副作用等等。有時互相矛盾，有時強詞奪理，例如「增加血小板的活性，有利於血液循環的暢通，人就不容易患病。」為什麼？真的嗎？又說「卵磷脂有治好兒童自閉症的效果，這一定是事實，報紙不敢胡謅八扯。」這不知道是那一門功夫，中文報紙、雜誌的胡扯及誤導技術相當不錯，笨實的老百姓不上當者幾希。

像這種好話說盡的健康食品「介紹」，應該算「靠告」較妥當。有時我也會遇到翻譯時，因專業知識不足，而不知如何下筆，就要找參考資料，請教專家。不敢隨便就自圓其說。

幾年前生化學家董大成教授編著一本書，鼓勵大家善用大豆，利用大豆豐富的營養，這才是真正的健康食品介紹。歐美也有許多這一類由專家執筆的書，通常著者都是悲天憫人，利用厚生的觀點。

健康食品的流行也可以說是回復自然的一種趨向，如果只在名詞上巧言令辭，在包裝上立異求新，那種健康食品大概只適宜暴發戶的口味。

還幸運的是卵磷脂有豐富的來源，而且在美國大量生產，早期台灣從日本進口時，價格是美國的十倍。美國人也是率直，他們並沒有趁機大撈一把，反而問台灣人需要吃卵磷脂嗎？有一種日製卵磷脂產品，廣告說是從蛋黃抽取出來的，功效不凡，高價百倍。何必捨近求遠？每天吃一粒蛋就是了，營養更

平均豐富。

　　除非是營養不足，飢寒交迫的貧民，否則卵磷脂普遍含於動植物食品中，沒有人會有缺乏症。一般健康有飯吃的人不應該特意服用卵磷脂，即使服用，每天也不要超過一公克（一小茶匙），過多會頭暈、嘔吐。

　　卵磷脂廣用於動物飼料、蛋糕、餅乾、巧克力、化妝品、肥皂、染料、殺蟲劑、油漆及塑膠。

麻油酒雞
Chicken Cooked with Sesame Oil, Ginger and Wine

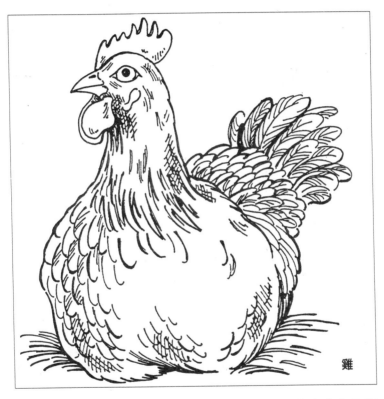

大約 1969 年夏天，台北醫學院為了響應中華文化復興運
動，在徐千田院長主持下，召開一項別開生面的麻油雞研討會
，除了陳總教官、徐系主任外，邢琦敎授講胡麻、生薑的本草
考察，翁國榮敎授講雞的起源及營養，楊藏雄敎授講麻油的化

學成分與前列腺素；徐院長講產婦吃麻油雞的臨床觀察，我當時是生藥學講師，擔任研討會記錄，會後並印製一小冊，功德圓滿。

印象最深刻的是胡麻、薑及雞三項，來源都是印度。現在回想起來，應該是台灣文化才對，因為只有台灣的產婦有被賞賜麻油雞的風俗，而台灣文化是集合世界各地文化之精華。讓我們再來回味一下麻油酒雞吧。

先在燒鍋中把數兩黑麻油熱了，加十來片薑母，然後將雞塊放進快炒，倒入一大瓶米酒，把雞塊淹滿，文火煮一小時，其香聞百戶。通常放細麵入雞湯，能喝酒的再加多點米酒。許多男人喜歡幫產婦吃，尤其在夏天，產婦天天吃麻油酒雞是受不了的。

到現時，我還不知道，是那一種成分讓麻油那麼「熱」，有人只喝一次麻油雞湯，喉嚨一縮，聲音都啞了，久久才復原。老人家常交代，進補時，不可以吃白菜、芥菜、菜頭等「涼」的菜。道理在那裡？

大學四年級時，教我們藥品鑑定的徐型堅教授，對同學解釋，「熱」的食物菜物，有 cholinergic 交感神經興奮作用，心跳加快，口水減少，尿水亦少，適宜身體冷弱的人。「涼」的食物菜物剛好相反，口水多，尿水多，通大便，有祛痰潤喉作用，適宜熱咳乾咳，便秘肥胖者。我後來以此為準來配中藥及食療，果然靈驗，也可擺脫醫書本草對藥性陰陽、五行、五味等的胡說八道。

談到胡字，原先中國是有大麻，但不含麻醉成分的，種子叫火麻子，張騫通西域後，胡麻才從大宛國進口。大英百科全書 1990 版 sesame 項下，說中國人五千年前，就知道用胡麻油點火，取黑煙製墨，那就不好意思了。胡麻傳進中原頂多兩

千年，如果說用火麻油燒煙製墨就對了。

　　胡麻油屬於半乾性油，置久不易被氧化酸敗，主成分是不飽和脂肪酸 linoleic、linolenic acid 及配糖體 sesamolin 等。芝麻子外有一層粘液，有潤腸通便作用。麻油又稱香油，廣用於化妝品、食物料理等。

　　歐美的雞湯都太鹹了，麻油酒雞是不加鹽的，雞湯及麻油酒雞都要趁熱喝，才有清理上呼吸道及治感冒的功效。在農業社會，當媳婦的一年到尾都沒休息，而且接二連三的懷孕，只有坐月子時才有坐享其成的特殊待遇。

　　台灣俗語「生贏雞酒香、生輸四塊板」，意思是順利生產則可享受麻油酒雞，如果難產就進棺材了。畢生推動防癌保健的莊淑旂博士對麻油雞特別推荐，她認為「胡麻油可將婦女懷孕十個月期間，體內所積存的髒物排出體外，老薑可將體內的寒氣排出，雞肉則有助於產後身體的新陳代謝，酒有促使子宮收縮的作用。」因此月內一定要吃麻油雞酒。

　　幾個月前，有位年輕媽媽，剛生下胖娃娃，家婆從台灣趕來洛杉磯做月內，吃了幾天麻油雞，竟然發現幾粒膽結石已大到非開刀不可，大概是太補了，還是巧合。二十年前我們還在東部大學城時，麻油跟米酒都要從台灣帶來或寄來。現時在小台北要吃麻油雞太簡單了，七八家台式餐館天天都有，或許是太方便，也就不稀奇珍貴了。

「小護士」的故事
Mentholatum

　　1887年堪薩斯州偉奇塔城，一位經理海德先生（A. A. Hyde）辭去了銀行的工作，在城東開發一片新住宅。住宅蓋好時，碰上不景氣，房子賣不掉，本想賺十萬，結果卻負債十萬。1889年9月他跟賓克萊及小舅子史密斯Clayton K. Smith三人各出資二百元，開了一家製造及販賣肥皂的絲蘭（美國有一種野生的絲蘭，根部含皂素可做肥皂。）公司（YUCCA CO.）。

　　史密斯畢業於費城藥學院，除了肥皂之外，他還特製一種咳嗽藥水，適用於咳嗽、氣喘、喉嚨癢、潤喉，還可治脹氣、胃酸、頭痛等，主要成分是來自日本的薄荷腦（menthol）。公司慘淡經營還過得去，為了養活十一個孩子的家，翌年（1890）海德買下兩位夥伴的股份，獨資經營。

　　海德知道日本人善用薄荷，對傷風頭痛、肌肉酸痛都有效，何不試製薄荷藥膏，「不軟不硬，對眼睛及傷口不太刺激，卻可滲透皮膚而有止痛效果」？經過數十次的改進，求教許多醫生、藥劑師及化學家，終於在1894年12月開始生產並銷售Mentholatum（1905年11月向美專利局申請，商標登記第47783號），取自薄荷腦及軟石蠟（petrolatum）兩字合併，不僅表明藥品成分，而且唸起來悅耳。

　　1970年8月中旬，我辭掉北醫講師赴美留學，先到巴爾地摩同學林國光夫婦家，玩了一星期之後，堂哥鄭瑞明夫婦專車護送，從紐約、華府、亞特蘭大，直到密西西比州福克納家

鄉牛津城。讓我吸取美國文化精華，大開眼界。開學後不久，在鎮上參觀一家藥局，忽然想起來，何不買一瓶面速力達母，我用日式英語講了幾次，店員還是聽不懂，後來我試著寫下來，她笑了「哦！Mentholatum」，她的發音令我驚奇，竟然相差八千里，也算是悅耳吧。

近幾年我藥局的顧客約三分之一來自台灣，頭一次有位小姐指名要「小護士」，我也聽不懂，後來她自己在架上找到一瓶面速力達母，說這就是「小護士」。大概是台灣邢邊瓶蓋上畫著一位小護士，因而大家捨面速力達母而改叫「小護士」，既貼切又實際，六、七十年來，在台灣幾乎每一家庭都有瓶「小護士」。

海德並不吹噓新產品，開始只標明「居家必備，頭痛、皮膚乾裂、喉痛、痔、靜脈瘤、塞鼻、肌肉扭傷」，因為主成分薄荷腦來自日本，就加上「偉大的日本藥膏」（The Great Japanese Salve）字樣在每一瓶及包裝上。主要是透過各地藥局、診所、理髮店等舉辦各種促銷活動，如免費贈送小盒樣品、小禮品等。1896 年開始各州推銷，1897 年絲蘭公司的「小護士」在加州、奧勒岡州、華盛頓州出現，其中一位傑出的推銷大使，是按骨科畢業的女醫師 Ella Veazie，她旅行全美各地，替「小護士」推銷將近四十年。

「小護士」在全美暢銷後，各地客戶讚譽不斷，絲蘭公司就把新的讚譽、新的功效印在包裝上或資助藥局的廣告上，同時打壓仿製品，確立正宗老牌的商譽。到了 1898 年，海德的財源滾滾而來，他開始傷腦筋了，他已經把一半股份分給妻子及孩子們，又力行基督教的奉獻，他成為該州最富裕也最慷慨的人。

當時他信奉的長老教會熱衷海外傳教宣道活動，有一天

Hunter Corbett 牧師從中國山東曲阜返美，在偉奇塔長老教會見證，當天深受感動的教友們捐款一千元，做為日後 Corbett 牧師及夫人的薪資。

1898 年開始，每一瓶「小護士」盒內附一張聖經箴言，並將公司收益的十分之一捐贈給海外傳教，包括兩個教會宣道團在印度，三個在中國，四個在日本，一隻佈道船在非洲，對各地 YMCA 的捐贈也是大筆支出。

1906 年 11 月絲蘭公司乾脆改名為 The Mentholatum Company，分公司陸續在紐約州水牛城、英國、加拿大及日本成立，在日本（1925 年前後）是由近江兄弟 Omi Brotherhood 主持。1935 年 1 月海德 87 歲時，應邀向在總公司開會的數十名推銷員講幾句話，再度印證他的信心「我們來這裡是為眾人服務，而不是累積財富。」時隔六天，他去世了，沒留下什麼遺產。

本文資料大部分摘譯自 1987 年堪薩斯歷史季刊，由擔任大學歷史系主任的 John M. Hyde，海德先生的孫子，執筆的「A BALM IN GILEAD」長文。雖然證實海德先生是 Mentholatum 的創業者，但是主成分薄荷腦來自日本，靈感也來自日本。可能日本分公司成立後，建議將主成分改為台灣盛產的樟腦，而沿用至今「小護士」含 9% 樟腦，天然薄荷腦只含 1.3%。萬金油的主成分模仿「小護士」也是樟腦及薄荷腦。

奎寧與青蒿素
Quinine and Artemisinin

　　Quinine 奎寧，一譯規邪或金雞鈉霜，是茜草科金雞鈉樹 *Cinchona* 樹皮所含主要的生物鹼。這種中南美洲原產的高大常綠喬木，據說西班牙駐秘魯總督夫人於 1638 年生病發燒，當地人用一種樹皮煎煮給她喝而治癒，因此植物學家以總督夫人的名字當屬名。三百年來金雞鈉樹皮一直是世界唯一治療瘧疾的特效藥。

　　二百年前歐陸，尤其是德國與法國，天然藥物化學已相當發達，十九世紀初，幾種重要的生物鹼，陸續被提煉精製出來如嗎啡（從阿片膏），奎寧，可卡因（從可卡葉），咖啡因（從咖啡，茶等），馬錢子鹼（從馬錢子，番木鱉），從此展開現代藥學的新貌。

　　這些藥材的主成分，化學構造都相當複雜，經過一百多年之後才逐漸明瞭，例如奎寧，一直到 1944 年才首次在實驗室化學合成，但是因為步驟太多，無法大量生產，所以還是從樹皮抽取簡單經濟。

　　金雞鈉樹皮大約二百多年前傳入中國，清朝（1765 年）趙學敏編著的本草綱目拾遺即有記載。日據時代，台灣林業試驗所也有引進栽培金雞鈉樹。樹皮含生物鹼高達 8%，其中 70％為奎寧，也是治療瘧疾最有效的成分，其他生物鹼雖然化學結構相近，卻效果差。

　　例如同構物 quinidine 對心臟有抑制作用，可治心律不整症。金雞鈉樹皮浸膏曾用於痔瘡，靜脈曲張、墮胎及苦味劑等

，奎寧每晚一粒用來預防腳抽筋。

　　奎寧的化學結構明瞭之後，就有化學合成的有效類似成分問世，如 Chloroquine，Primaquine 等，作用比奎寧強，而且副作用較少，這兩種新藥發明後一兩年 1947 年就應用於台灣的瘧疾治療。1965 年從參加越戰士兵染瘧疾的治療中，發現新變種的熱帶瘧原蟲，對這兩種合成藥品有抗藥性，因此展開抗瘧新藥的探求。

　　有一種菊科的青蒿（黃花蒿）*Artemisia annua* 野花，分布中國、北越、台灣、日本等地，自古越南人用來治療瘧疾。中國化學家於 1972 年，首次從莖葉中分離有效成分青蒿素 artemisinin，同年臨床試驗，證實對熱帶瘧及間日瘧治療效果極佳。

　　越南產的青蒿含 0.3—0.4％青蒿素，中國產的只含 0.01％，青蒿素是具有過氧基的 sesquiterpenelactone，有效部分是在過氧基，可以比奎寧更快更徹底殺死在血液中的分瓣原蟲（瘧原蟲之一時期），青蒿素對人體毒性小，孕婦也可服用。

　　由於青蒿素本身既不溶於水也不溶於油，因此藥化學家把青蒿素略為改變，有各種製劑，便於服用，利於吸收，劑量也可從 250mg 降為 50mg，如 artemether，artesunate 等，現有片劑、膠囊、針劑等。

　　青蒿素構造雖然比奎寧簡單一點，但是要完全的由人工大量合成，尚待研究，目前比利時一家藥廠，向越南購買天然的青蒿素再做成各種製劑。除了中國及越南大量用於治療瘧疾外，其他國家如泰國，緬甸、寮國、柬埔寨、巴西及非洲國家也開始在 WHO 世界衛生組織指導下，試用青蒿素製劑。

　　瘧原蟲 *Plasmodium* 屬種類不少，主要有熱帶瘧、三日瘧，間日瘧等，幾百萬年前即與各類溫血動物結緣（寄生），

並且非常聰明的利用蚊子（單是在台灣五十年前就記錄十六種瘧蚊）做媒介，可能是熱帶地區文明發展的致命病，至今尚威脅全世界二分之一人口，現時每年估計有一億三千萬病例，僅有少數國家完全撲滅瘧疾，台灣即是其中之一（1965年11月1日，WHO正式宣布台灣為瘧疾根除地區。）

本文資料承陳萬益醫師（曾任台灣省瘧疾研究所所長）提供在此誌謝。

通便劑
Laxatives

　　許多人都有便秘的經驗，有的人在便所裡要看報紙、雜誌或抽一根煙，才能得到解放。現代生活過於忙碌，三餐不定時，大便也不定時。如果一天不大便，第二天就可能便秘，因為我們的直腸、大腸會把大便中的水分油分再回收，使大便乾硬，不易通過肛門，需要用力，有時導致肛裂而有鮮血流出。

　　吸煙、喝酒容易便秘，因為我們的血液及細胞需要多量水分來沖淡酒精及尼古丁，如果喝水不足或是晚上睡覺時，大腸就儘量從大便中吸取水分，第二天大便就乾燥了。

　　同樣道理，如果我們服用補藥（中藥材，或含礦物質的維他命）、降血壓劑、利尿劑、抗過敏藥、感冒藥、精神安定劑等等，都會有便秘的副作用。醫師、藥師常叫病人多喝水，以免便秘，也是其中原因之一。身體發燒或上吐下瀉，更是需要補充大量的水分。

　　在個性上，吝嗇、小氣、凍霜、斤斤計較、喜歡佔人家便宜的，通常也較會便秘，因為他連芝麻都捨不得。肉食者也易便秘，有些孩子天生肉肚，青菜水果一點都不吃，三五天才大便一次，叫苦連天，放出來的便又粗又硬，常會塞住馬桶。

　　如何通便？簡單方法或是救急方法是灌人生浣腸，在美國叫 Fleet Enema，主成分是甘油鹽水，有時自己泡點肥皂水也可用，注入肛門，五分鐘後，堅硬的狀態軟化了，稍微施點「氣功」就如釋重擔。跟小便一樣，大便的釋放是靠內力，而不是地心引力。

　　我的十全藥局經常要託朋友，從台灣寄來或帶來人生浣腸，因為不少移民用慣了，到了美國這個鬼地方，乾燥又無聊，便秘難免，看到熟悉的人生浣腸，「他鄉遇故知」，趕快買一盒備用。其實美製浣腸只是貴一點、大一點，也是可以用的。

　　口服通便劑可分兩大類，一類是吃下去後，它會吸水膨漲的纖維，直通大腸，保持糞便的濕潤，既通腸又減肥，在美國主要是車前子製劑如 Metamucil、Colon Cleanser 等粉劑；另有小片劑如 Ducolax、Colace 等。還有一些糖類我們人體也不會吸收，像 lactulose、sorbitol、牛奶中的乳糖 lactose 等也有清腸作用。

　　第二類是刺激腸壁，增加蠕動，像大黃、番瀉葉 Senna、蘆薈、蓖麻油、巴豆、八角蓮，以及一些合成瀉劑，作用強，但是瀉後腸壁紅腫，整個人會很不舒服。

　　有時吃抗生素也會瀉肚，因為把腸菌殺死了，只要停藥或換別種抗生素，讓腸菌恢復作用，即可止瀉。有時抗生素也用來通便。

　　便秘的人較易得大腸癌、高血壓、中風、膽結石、痔瘡等病症，現代人每天一次或兩次大便最理想。三餐要吃含纖維質的青菜、水果最為根本，飯後散步對小腸蠕動慢的人也是良藥。偶爾瀉一下不要馬上吃止瀉劑，大便暢通人生一大樂事。

脂蛋白的組成				
脂蛋白	三酸甘油脂	磷脂	膽固醇	蛋白質
1. Chylomicrons	86%	8%	4%	2%
2. VLDL	55%	20%	16%	9%
3. LDL	8%	24%	43%	25%
4. HDL	10%	29%	26%	35%

膽固醇
Cholesterol

　　類固醇 steroids 普遍存在於動植物體內，膽固醇係類固醇之一種，主要含於脊椎動物的肝、小腸、肌肉、蛋及乳中，除了組成細胞壁需要膽固醇之外，腎上腺皮質、卵巢、睪丸等也利用膽固醇來合成許多荷爾蒙。因此，膽固醇是人體自然而且必須的成分。

　　人體每晚（最高峰是午夜至凌晨三點）在肝臟合成膽固醇，即使你完全素食，肝臟也是會利用植物成分來合成膽固醇，晚餐不飽食，體內合成的膽固醇也就減少。肝合成的膽固醇大多數轉化為膽酸 bile acid，用來消化食物中的油脂，如果食物中的油脂（包括植物油、動物油、膽固醇等）少，那麼膽汁（主要是膽酸及膽固醇）就不分泌那麼多那麼濃，較不會膽結石。

　　食物中的膽固醇（動物內臟、蛋黃、及一些海鮮）極易經小腸吸收，進入血液。由於膽固醇不溶於血液，須要脂蛋白 lipoproteins 來帶路，有一種低密度脂蛋白 LDL，專門把膽固醇經由動脈推銷到每一個人體細胞，細胞壁上有 LDL 接受器，細胞需要膽固醇時接受器就開放，如果不需要膽固醇，接受器就關閉，LDL 就只好帶著多餘的膽固醇在血液中飄游，有時會沈積在動脈血管壁上。

　　幸好血液中另有一種高密度脂蛋白 HDL，可以將膽固醇捕捉，帶回肝臟備用，轉化為膽酸，經由小腸、大腸而排掉。如果食物中有粗纖維（蔬菜），可溶性纖維（車前子粘液）或可吸附膽固醇，膽酸的（藥品）成分，則更利於膽固醇及膽酸

的排泄，否則，人體為了利用有限的資源，在大腸中極力回收各種剩餘物質，包括膽酸在內，避免肥水外流。

另外有極低密度脂蛋白 VLDL（分子大，體積大，比重小）及乳糜小滴 chylomicrons 只帶一小部分膽固醇，而攜帶大部分血液中的三酸甘油脂 triglycerides，三酸甘油脂是主要能源。任務完成的VLDL有時被接受器移走或轉變成 LDL，乳糜小滴則在肝中分解。

低密度脂蛋白 LDL 與細胞壁上的接受器結合後，進入細胞中，然後放出膽固醇。細胞中膽固醇過多時，人體會儲存酯化的膽固醇或抑制合成膽固醇的主要酵素 HMG CoA。總膽固醇增加，血液中 LDL 的濃度也相對增加。

高密度脂蛋白 HDL 可以吸附游離的膽固醇及酯化的膽固醇，HDL 直接由肝合成，用的原料來自小腸，以及完成任務的 VLDL及 chylomicrons。

HDL 將多餘的膽固醇帶回肝，所以是血管壁的清道夫，HDL 濃度高者較少心冠症。吸煙者、肥胖者、缺乏運動者以及服用類固醇，beta blocker 降血壓劑，會降低 HDL，所謂良質的膽固醇濃度。1995 年瑞典的科學家，首次以基因工程方法製造HDL其中的主要蛋白質 apoprotein A-1，動物實驗證實可降膽固醇，防止動脈硬化。

驗血時，除了膽固醇總量以外，還要注意 LDL 及 HDL 的濃度比率。理想的膽固醇濃度是 200mg/dl 以下，超過 240 就是太高。LDL：HDL 理想的比率是 5 以下，膽固醇：LDL 理想的比率是 4 以下。HDL 濃度不可低於 35mg/dl。飲食、遺傳以及運動決定脂蛋白的比率，每星期運動量大約相當於跑步十五公里，即可提升 HDL 的濃度。

（在營養缺乏的地區，含膽固醇的食物是極珍貴的健康食品，在已開發地區，膽固醇吸取過多反而有害，因許多藥草的藥理作用與膽固醇血中濃度有關，特別列入本書以供參考。）

性激素
Sex Hormones

　　有位三十幾歲的美豔少婦，平時致力縮衣節食，力保身材苗條。有一天，她非常豐滿的走進藥局，我們都齊聲「哇」起來，她很難為情的說，她不該去打那種一次三個月有效的避孕針，害得人像氣球那樣鼓起來，不但找不到衣服穿，而且很容易累，腳有點水腫，實在受罪。一個月後，消掉一半，她很高興。

　　醫生給她的是雌性激素 estrogens，在體內不易被分解長效型的針劑，最近也有一種植入皮下的避孕藥彈，慢慢釋出，作用期間超過六個月，但是很多美國婦女都覺得不舒服，紛紛要求醫生手術取出。還是乖乖每天吃一粒避孕藥丸吧。

　　避孕藥丸主要成分是可以抑制排卵的雌性激素，沒排卵有月經，不會受孕，是促使婦女從臥房廚房解放的武器，也是節制人口不必節制性慾的最佳方法之一。

　　除了避孕之外，雌性激素近二十年來，廣用於更年期之後婦女的保健，更年期婦女月經漸少，因為體內雌性激素分泌漸少，甚至停止，而開始衰老。大多數美國婦科醫生贊成雌性激素應用於中老年婦女，因為可以延長婦女的青春期，保持女性的溫柔，避免鈣質流失導致骨質疏鬆，減少心血管疾患，也就是有助婦女活力，提高生活品質。

　　偶爾會有醫學報告，指出服用雌性激素的副作用，包括乳癌及子宮癌增加之統計。基本上我是贊成中老年婦女服用雌激素，因為好處遠大於可能的副作用，只是劑量能降低就降低，

調整服用方法及黃體素的量，能減少副作用。對生育年齡的婦女，最佳避孕方法及預防性病的傳染，還是男用避孕套，最近市面有女用避孕套問世，也是方便。避孕海棉、避孕膏、避孕泡沫（都含殺精蟲藥劑）等產品，亦廣被歐美婦女喜用。

萬一該來的月經沒來怎麼辦？可先測受孕試紙，如果是負的，想要月經來，可以用避孕丸或黃體素來催經，有時為了配合旅行日期，也可同樣方法提早月經來。

談了一大堆雌性激素，可能男士們不耐煩了，那就談點補腎壯陽的吧。前幾天一位歐吉桑來藥局，說他兒子經常去打獵，家裡有不少鹿鞭，他從皮包裡取出兩條大約一尺長，帶皮毛的鹿鞭，拿在手上把玩，等曬乾後，泡在金門高粱酒裡，今年冬天慢慢享用。

所謂海狗鞭、蛇鞭、鹿鞭、牛鞭等都只是陰莖，並不包含睪丸，只有睪丸才能產生雄性激素，只有雄激素才有壯陽作用。因此，中藥的宣傳廣告「鞭」的魔力，可能像印地安人圖騰及台灣總督府當中屹立的「鞭」一樣，只是精神作用而已。

雄性激素 testosterone 是人類創造的原動力，並不是男性專有的，女性也有，只是大部被埋沒在體內蛋白質裡，而不能顯現它的作用。在「酒」那一篇中，我曾提到女人喝酒後，雄性激素會突然增加。如果雄性激素是性慾的主因，那麼酒是男女結合最佳催化劑，我們常說去喝喜酒或新娘酒而不說喜飯、喜菜，良有以也。

雄性激素造成男性特徵：骨頭重、骨架大、聲音粗、長鬍子、肌肉強壯、跳得高、跑得快，舉重物等等，最近幾年屢次發現運動員有的急功好名，注射雄性激素，短期間有超人表現，因為是不自然的，也不公平的，所以列為禁藥。最近幾年雄性激素之類藥品，FDA 歸類為管制藥品，不僅藥廠生產受管

制，醫師及藥局也要特別小心。

　　年老男人服用雄性激素有益健康嗎？我想對增強活力是有幫助的，但是也有科學家把禿頭及前列腺腫大歸罪於雄性激素。如果單是要補腎壯陽，服用或注射雄性激素並不一定見效，反而會抑制精子的產生，請教泌尿科醫師是上策。

　　性激素除了少部分由動物（如馬尿）濃縮抽取外，大部分是從墨西哥山藥 *Dioscorea*（淮山的一種）根莖抽出，再化學合成不同結構的各種類固醇性激素，大都有強烈的生理及藥理作用，有的會致癌，也有的可治癌。

　　最近在美國流行，新的健康食品 DHEA（dehydroepian-drosterone），人體內由腎上腺皮質合成，少部分發現於卵巢及睪丸，目前由墨西哥山藥大量抽取類固醇原料，再人工合成。

　　加州大學聖地牙哥分校醫學院 Samuel Yen 教授，於 1994年從事 DHEA 的臨床試驗，每晚服 50mg，三個月後，受試者普遍感覺精力旺，記憶力好，精神愉快，性能力增強。

　　一般成品一粒劑量是 25mg，大量服用及長期服用的副作用均未知。它可能在你體內合成雄性激素或雌性激素，是否弄巧成拙，要看你的運氣了。

　　在天然藥物的領域裡，激素（荷爾蒙）與抗生素的發現及應用，是影響人類生活最大的因素。

松果腺素
Melatonin

在腦部中心有一粒像黃豆那樣小的腺體，叫松果體 pineal gland。松果體所產生的荷爾蒙叫松果腺素 melatonin，是1958年耶魯大學由 Aaron B. Lerner 領導的研究室發現。它的化學結構簡單：O-methyl-N-acetyl-serotonin，松果腺素在哺乳類、鳥類、爬蟲類及兩棲類中均存在，在人體中則極微量。

六、七歲以前的小孩嬰孩，體內的松果腺素含量，比青少年及成人高，可能松果腺素會抑制性腺的發育，同時增加睡眠時間。在夜晚我們體內的松果腺分泌增加，白天則減少。如果小孩的松果腺體長腫瘤，那麼性器官發育就出奇的提前。

在臨床試驗中，受試者注射松果腺素馬上開始昏睡，因此，松果腺素對人及動物的睡眠有密切關係。嬰孩睡得多，其體內松果腺分泌也多，動物冬眠期間松果腺分泌多，春天開始松果腺分泌減少，除影響睡眠之外，松果腺素也會抑制動物的發情交配，像春天，許多動物松果腺分泌自然減少。松果腺素 melatonin 音譯為眠樂多寧，在實驗室中，可使青蛙皮膚褪色，因而有人譯為褪黑激素，對人體皮膚作用不一致。

晚間失眠的人，腎上腺分泌跟日間一樣，其中有一種緊張的荷爾蒙 cortisol 濃度高，而松果腺素可抑制腎上腺的分泌，而降低 cortisol 的濃度，失眠的人因而情緒平和容易入睡。另一項有趣味的實驗是英國 Surrey 大學的 Arendt 博士發表的，針對越洋的旅客，常因時差而睡不著，在出發前三天夜晚連

續服用松果腺素，抵達目的地後再服用四天，結果每晚睡眠如常，毫不受時差影響。

其他藥理作用包括抗氧化、抗游離基、防癌、防骨質疏鬆，及增強免疫系統等，現在簡略介紹研究成果。1994年Reiter等試驗safrole（含於多種植物精油中，易生成氧游離基，會破壞DNA而致癌）對肝細胞的毒性，發現如果動物注射松果腺素則可避免肝細胞DNA變態。

當小白鼠的免疫系統，受到腎上腺類固醇威脅時，松果腺素可增強免疫力（Pierpaoli, 1987），當受到某種濾過性病毒（引發腦心肌炎）攻擊的小白鼠，預先注射松果腺素的存活率較高，松果腺素似乎有保護免疫力的作用，使人們適應環境及人際緊張的壓力。

有人主張（Sandyk, 1992）測量更年期婦女血液中松果腺素，可知骨質疏鬆的程度，如果松果腺體鈣化而不能分泌松果腺素，則影響腦下垂體及副甲狀腺的機能，進而降低血中鈣離子的濃度，理論上骨質疏鬆的婦女補充松果腺素比補充鈣質有效。

有幾項實驗顯示松果腺素能抑制乳癌細胞60—70％，可以延長腦瘤病患的存活時間，比用類固醇或抗痙攣藥較佳。這些抑制癌細胞的作用與劑量有關，一旦停止松果腺素，癌細胞馬上增生擴大。

雖然每天服用300mg的松果腺素尚無毒性出現，但它是體內的荷爾蒙，因此，少量也會有顯著作用，小孩及青少年的服用更應醫師密切的觀察，美國FDA對松果腺素成為健康食品賣，仍持反對及警告態度。

如果你要試試看，一定要在晚上或睡前服用，以免擾亂睡眠的規律。通常1mg或3mg每晚一粒就夠了，有些失眠的人松果腺素作用比安眠藥好，但是對有些人則不靈，如果有不適的副作用就要馬上停止服用。

魚油與米糠
Fish Oil and Rice Bran

　　小時候偶爾跟隨兄長鄰居，到嘉義郊外紅毛埤（蘭潭）去釣魚游水，那種興奮之情猶然在目。前一晚我們會炒一鍋香氣四溢的米糠，然後捏成一團一團裝進鐵盒裡。

　　把米糠團擲在水上，過五六分鐘成群的鯽魚聞香而來，我們的釣桿就有機會了。

　　為什麼人不吃米糠呢？糙米很硬，煮不熟爛，有些人吃了糙米消化不好，會肚痛，大家喜愛吃軟飯，最好入口即化的白米飯。雖然糙米和米糠含有許多營養分及維他命B群，近三五年我才知道，原來米糠油裡含一種固醇 orizanol 米糠醇，在體內會和膽固醇競爭，而使人胖不起來。

　　肥胖就是福氣，幾千年來只有做官的、富裕的才有肥胖的機會，是令人羨慕的對象，即使沒機會當大官賺大錢，能夠實實在在的肥胖幾年，死也有面子。吃米糠，糙米是窮人的象徵，現代植物化學果然證實米糠醇會降膽固醇，先人確是有遠見。

　　古早時，膽固醇得之不易，動物脂肪山珍海味自然視為上品，凡是妨害膽固醇儲存的，人類天性避之，像現代小孩子大部分喜愛吃肉，不愛吃青菜，也是同樣道理。家庭「煮」婦煎魚時，剩的魚油，大半也是倒掉，一方面留著有臭腥味，二方面也認為沒什麼營養（魚油會降血油，也會使人瘦）。

　　誰知道二十年來魚油成為流行的健康食品，好像要成為現代化公民，不吃魚油粒，不吃維他命E，不吃卵磷脂，不吃歐

美流行的健康食品不可,台灣是個海島,魚類豐富,對大多數
居民來講,不必特別再補充魚油。尤其現時流行的是深海魚油
,像沙丁魚、鯖魚、鯊魚、旗魚、螃蟹、烏賊、三文魚、蝦等
,台灣一年四季都有。

　　魚肝油 cod liver oil 與魚油不同,魚肝油主要含維他命
A 和 D,魚油則主要含多元不飽和脂肪酸,EPA（Eicosapen-
taenoic acid）及 DHA（docosahexaenoic acid）,飽和長
鍵脂肪酸及固醇在常溫中是固體狀,像牛油、豬油等,不飽和
脂肪酸大都存在於植物油中,如麻油、大豆油、花生油、茶油
、玉米油、米糠油等。（見附表）

　　EPA 含五個不飽和鍵,DHA 含六個不飽和鍵,原本在海
藻中,後來被魚吃了,魚跟人一樣本身無法生合成不飽和脂肪
酸。在美國標準的魚油丸每粒 1000mg 含 EPA 180mg,DHA
120mg,魚油標籤上也常見 omega-3 fatty acids 字眼。魚油
經過濃縮後,含 30% 的 omega-3 脂肪酸即 EPA 及 DHA,也
是標準濃度。每日可服一至六粒。

　　聽說愛斯基摩人很少心臟病,是因為他們常吃魚的關係,
魚油中的 EPA 是生合成特殊系列前列腺素的最佳原料,而特
殊的前列腺素可以防止血管硬化及血小板的凝結。但是有雪車
可坐不必激烈勞動的愛斯基摩人,心臟病也漸增了。有些人吃
了魚油後竟然長年關節炎好了,正如吃鯊魚軟骨對關節炎有助
一樣,都需要進一步嘗試與證實。

附表　主要不飽和脂肪酸

單元不飽和酸	（ 碳數：烯鍵數 ）
Palmitoleic	16:1
Oleic	18:1
Erucic	22:1

多元不飽和酸	
Linoleic	18:2
Linolenic	18:3
Arachidonic	20:4
Eicosapentaenoic	20:5
Docosahexaenoic	22:6

蜂膠與蜂王漿
Propolis and Royal Jelly

　　以前只是知道龍眼花蜜最純香最貴重，後來 1977 年在新竹聯合工業研究所，張錦得博士有機化學研究室兼顧問時，有一天，有位學弟送數項市面蜂蜜產品，來委託分析。用 HPLC 高壓液層分析儀，很快就分出高低，純正的龍眼花蜜果糖比葡萄糖多一點，摻假的蜂蜜則顯示蔗糖的存在。因此以果糖的含量高低可定蜂蜜的品質。

　　在美國蜂蜜很便宜，偶爾驅車郊野農村，可買到當地蜂農採收的，特殊風味的蜂蜜。專業的蜂農經年載運數千箱蜂巢，隨著季節南征北討，忙著幫花作媒，果農收成好，蜂農也賺大錢。

　　隨著生活水準的提高，蜂王漿也慢慢流行，蜂王一天可產二千粒卵，個體是工蜂兩三倍大，壽命五至八年是工蜂四十倍長壽。到底蜂王吃的蜂王漿成分如何？蛋白質 12%，糖 12%，脂肪 6% 及礦物質，維他命 B 群（尤其泛酸含量高）。特殊成分是 HDA 10-hydroxy-trans-(2)-decanoic acid 佔 15%。HDA 可能是蜜蜂的生長激素。

　　HDA 有殺菌及抗腫瘤作用。蜂王漿對乾皺的皮膚可再造嗎？一項以二十四名婦女，塗擦皮膚三個月的試驗結果，十名有改進，十名無變化，四名皮膚有過敏反應。動物試驗並無顯示蜂王漿雌激素的作用，對動物的生育生長及壽命也無影響。

　　冷凍乾燥或新鮮的蜂王漿通常賣很貴，有的化妝品也有添加蜂王漿。基本上蜂王漿對人體並無神奇的功能，由於它是工

蜂生產的，時常雜有花粉及其他成分對某些人有過敏反應，請小心服用。

　　花粉流行過一陣後，蜂膠 propolis 又在日本流行。二千多年前希臘的醫書就記載蜂膠的醫療用途。蜂膠是蜜蜂用來修補蜂巢的樹脂，採收自松柏類的葉芽。

　　蜂膠含 50％的樹脂及香膠，30％蠟，10％精油及芳香油，5％花粉，5％其他物質如礦物質，黃鹼醇類 flavonoids。黃鹼醇類有殺細菌及黴菌的作用。

　　蜂膠的乙醚抽取物有抑制 KB（鼻咽癌細胞）及 HELA（子宮頸癌細胞）的作用，乙醇抽取物對艾利希腫瘤的白鼠，可增加存活率。在齒槽及皮膚傷口塗蜂膠抽取液，可促進表皮的生長。以上這些藥理作用，尚未通過臨床試驗。

　　平常人每天服用 500 毫克蜂膠大概都沒毒性，少數人則有過敏現象。有一個病例是用 10％酒精抽取液來塗治陰部泡疹，而引起紅腫，另一個病例是口含蜂膠的喉糖引起急性口腔潰爛。

　　雖然蜂膠被宣傳為有種種奇妙的作用，從癒合傷口到增進免疫力，甚至輻射線過度照射後的治療，只是在動物實驗階級，人體臨床尚未證實。或許，蜂膠跟蜂王漿一樣我們應該讓它留在蜂巢裡。

　　至於給雄蜂吃的花粉粒也是很有營養的，含 30％蛋白質，55％醣類，1％脂肪，3％礦物質及微量維他命。市面銷售的花粉很少採自蜂巢，而是用機器直接從風媒花的植物大量收集花粉，做成顆粒或壓成片劑。

　　有顧客問甲魚（鱉）粉有賣嗎？因為中國大陸馬家軍長跑女將吃甲魚，屢破世界記錄（後來被發現是偷注射雄性激素，而不是甲魚的功效），然而幾年前跳高選手朱建華吃了甲魚卻

一蹶不振，再也跳不起來。

　　1977年路易斯安娜州立大學代訓游泳國手時，也試過花粉的魔力，結果對選手的體能，訓練狀況及成績均無幫助。花粉也曾試用於田徑選手，聽說比較不易累，賽後較快恢復體力，但是因為試用的選手人數少，也沒合理的對照組同時測試，所以並不被廣泛接受。

　　近日洛杉磯報紙，登幾則非法運售甲魚及其他爬蟲類的新聞，除了業者吃官司外，官員也奇怪中國餐廳為何吃掉了那麼多甲魚。我想銷售蜂王漿的受害者大概不只是蜂王吧。

蛭與蛆
Leeches and Maggots

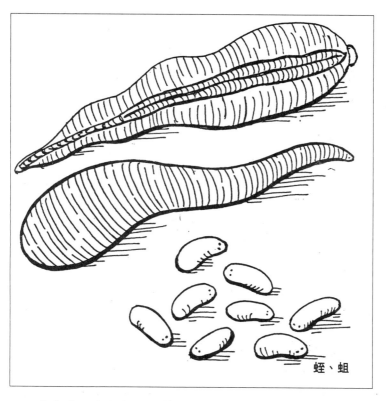

蛭、蛆

　　小學時，班上有兩三位住在軍眷區的同學，下課後有時到他們家玩，買一些零嘴，像大餅、燒餅、水餃、酸梅湯等，有一次看到一人家，屋簷掛兩條臘肉，正滴著油，仔細一瞧，不得了，幾百隻的蛆（maggots 蠅的幼蟲）在陽光中蠕動閃耀

，同學說有人特意養蛆炒來吃，甚至生吃。真是大開眼界，以後看到湖南臘肉，蜜汁火腿，我都想像蛆在裡面爬。

其實我們對家蠅有很大誤會，它是環境衛生的指標，蠅本身喜愛清潔，專挑腐物排泄物下蛋，一旦孵化為幼蟲，即是蛆，一星期後長大成蛹，再兩星期化為蠅，五天後雌蠅即可再產卵。

第二次世界大戰之前，抗生素尚未發明，歐洲盛行用蛆來清潔腐爛潰腫的傷口，在 1920 及 30 年代還供不應求哩！一個傷口放二百至一千隻蛆，外面再包紮，三天後，打開包紮，把蛆移走，通常六至七星期後傷口會癒合。

蛆只吃腐爛的組織，它的腸可以把所有的細菌都殺死，它的排泄物不但可抑制細菌生長，而且讓腐敗的組織保持濕潤不乾硬，增加傷口的鹼性，使健康的肉芽再生。蛆的排泄物包括尿膜素 allantoin，胺離子及碳酸鈣。

除了有一種螺旋蠅的蛆，會破壞正常組織之外，通常手術用的蛆只會讓傷口發癢，有些人（像我自己沒膽子的）需要服鎮靜劑才能接受這種生物療法。

在美國釣魚有一種魚餌是裝成盒的蛆，有的還加色彩以吸引魚的好奇。在法醫學上，從屍體蛆的大小也可斷定死亡時間。

如果蛆還不會使你發毛，水蛭（leeches，hirudo）吸附在你的腳上或手上，大概每一個人都會跳起來吧。回想起來，小時候真勇敢，在田裡水溝摸田螺，抓水雞（青蛙）、泥鰍、鱔魚時，難免碰到水蛇，吳蜞（水蛭），只是輕輕把水蛭拉開，往岸上一丟，又繼續玩水。

蛆在本草又名五谷蟲，藥材名天漿子，專治小孩疳積。水蛭（煎乾）則可破瘀血，通月經，甚至墮胎。但是稀少用，像

水蛭的卵，有時沸水還煮不死，吃進肚子可就麻煩了，尤其肺蛭穿腸貫肺，太可怕了。

　　醫用水蛭有前後兩個吸盤，嘴有利牙，唾液含局部麻藥，吸附後分泌 hirudin 水蛭素，能防止血液凝結，便利吸血。水蛭素是 65 個氨基酸組成的蛋白質，1988 年以基因工程合成，可以用來防止凝血，但是低劑量的皮下注射，水蛭素又可恢復血小板及纖維蛋白的凝血功能。除了水蛭素外，水蛭還分泌血管擴張劑及數種防止血液凝固的酵素。

　　當 19 世紀「放血」的醫療盛行時，水蛭在歐洲一度供不應求，1830 年代法國缺貨，曾進口墨西哥水蛭四千多萬隻，最近幾年水蛭仍偶而應用於手術後傷口的癒合。每隻水蛭可以吸兩三湯匙的瘀血，促進血液流通，使傷口附近組織快速癒合。雖然不大痛，但是有時吸血過多導致貧血或經由水蛭而細菌感染。

　　在南加州住家大多數有花圃或菜園，經常會遇到小水蛭，如果被緊吸住時，用鹽水或醋灑在水蛭上，可以讓它自己掉下來，最好不要用力去拉開，有時患部還會繼續流血數小時。

鯊魚骨粉
Shark Cartilage

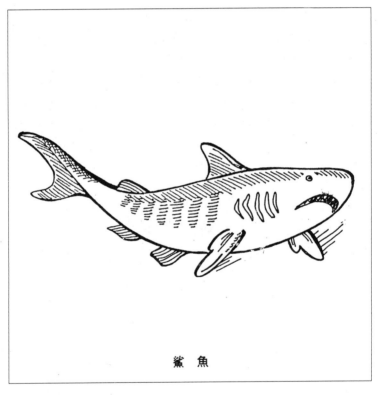

鯊　魚

　　鯊魚亦名沙魚或鮫魚，因皮有沙，而文交錯故名，屬於軟骨魚類及無鱗魚類之一，全世界只有兩百多種，分布廣泛。

　　魚翅羹自古即是佐饌佳味，是取自鯊魚的鰭，晒乾後，煮之，拆去硬骨，檢取軟刺作成團餅。（據老師傅說，上品魚翅

係將鰭含在口中咀嚼合以口水，舔成薄片再晒乾成品），以漳州泉州產品著名，兩百年前即向世界各地收購鯊魚鰭，是唯一制衡這「海中虎」的行為，鯊肉雖然可食，但並不受歡迎與重視。

鯊魚出世比恐龍更早，恐龍絕跡後六千萬年，鯊魚依然稱霸七海，不但身手功夫高強而且本質不凡，除了魚體含一種多醣類抗生素可預防感染外，聽說鯊魚不會得癌症（還是會得，只是少），其中原因據說是鯊魚軟骨有特殊成分，可抑制新生血管的形成，癌細胞沒有血液供應，就無法擴大。

鯊魚軟骨可治癌的消息，兩年多前（1993年）在電視「60分鐘」節目向全美國播放，以古巴癌症醫院的臨床試驗，證明鯊魚骨粉有相當效果，於是全世界從「大白鯊」的恐怖印象中，轉向鯊魚治癌的關切。

起先是研究畜類軟骨的生理作用，發現牛筋、牛軟骨有抑制新生血管的作用，後來全身是軟骨，沒有鈣硬化的鯊魚骨最易處理，效果一樣好，並且以含50％蛋白質的鯊魚骨為試驗標準，做一連串抗癌試驗，美國癌症研究所及產品監製人 Dr. William Lane 於1992年收集服用「Cartilade」這廠牌的初步臨床調查，發現106位癌症患者（78.3％），有良好反應，在此同時並意外發現158位風濕關節炎患者中，140位（88.6％）有顯著減輕症狀，30位牛皮癬患者中，25位（83.3％）皮膚有改善，雖然是很粗淺非科學性的臨床試驗，但是效果是令人鼓舞的。

癌細胞及關節炎、牛皮癬都需要新生血管的形成，正常的人體在長大後，就停止血管的新生，除非有病變，例如免疫系統的故障，Dr. William Lane 雖然在世界各地推廣他的試驗，並且向政府註冊商標，但是他也說鯊魚骨粉不是萬靈丹。

　　由於有效成分是蛋白質，目前尚未研究出化學構造，無法精製純化用於注射，只能經由口服，因此必須量大，治療癌症時頭三個月每天服用體重的千分之一，六十公斤體重服六十公克，分三次空腹服，也就是每次二十公克，通常一瓶五百公克，不到十天就吃完了。

　　幸好病情穩定後，每天服萬分之一體重約六公克即可，或十粒膠囊，現時「Cartilade」每瓶 180 粒零售在洛杉磯約美金 50 元，其他廠牌只半價或更便宜。

　　骨粉多少有魚腥味，如果不敢口服（可加果汁，菜湯混合），灌進肛門直腸，也可吸收，如果試用於關節炎或牛皮癬，每次一茶匙骨粉或三粒膠囊，每天三次，也是空腹吸收較好。

　　這兩年來，我認識的 10 位癌症患者，多少都有服用鯊魚骨粉，先後都走了，可能是太晚服用，或每天藥量不足，吸收不良，也有可能癌症細胞真的是「永生不死」（參見 UCLA 醫學院腫瘤科副教授蕭鴻宜，南加學壇的專文）。

　　南加學壇是北美洲台灣人教授協會，南加州分會為回饋僑社編輯的專欄（1997 年 3 月擴大為北美學壇），二月份有海洋學家何汝諧教授的大作，另外，在紐約的莊健隆先生近年來也寫了數十篇海洋魚類力作，篇篇精彩，這次我也湊熱鬧，寫了「海帶」及本篇「鯊魚骨粉」，尚望專家指教。

犀角與虎骨

Rhino horn and Tiger bone

1995年5月16日起美國國會通過，總統簽署生效的「培利法案」將正式執行，主旨是針對台灣愛護動物不周，而施以貿易制裁，初步對象是限制台灣生產的鱷魚皮包、皮鞋及珊瑚飾品等的輸向美國，大約一年出口額只有八百五十萬美元，對台美貿易影響甚微，目的是逼台灣政府確實執行愛護動物的政策。（由於台灣政府加強保護野生動物，此項制裁一年後取消）

這件事情影響可大可小，有人從政治觀點深論，為何美國不同時制裁中共？是否傾向台灣獨立？亦有人從法律看，台灣的司法，是執政黨統治百姓的工具，立法只是方便專制獨裁，百姓經濟及人權靠邊站，從來就不認為需要去保護動物。本文試從藥學觀點來討論，犀角與虎骨的醫療地位。

雖然「神農本草經」就有記載犀角，但是唐宋證類本草對犀牛的產地及形狀仍限憑空想像，說「犀食百草之毒，及眾木之棘，所以能解毒。」明朝李時珍也不明白，認為「犀角，犀之精靈所聚足。」在附方中、李時珍列了十幾項偏方，其中小兒驚癇、消毒解熱，大概台灣的一些中醫師還認為有效。

犀角是表皮變形的角質纖維，犀牛主要來自非洲、印度、蘇門答臘及爪哇。由於中醫對犀角的需求，各地犀牛面臨絕種，犀角的一般成分曾有分析報告，但是特殊成分，或有效成分迄今尚未有見研究報告。與其沒收銷毀，不如責令研究機關去研究分析，也不失為學術貢獻。

我第一次看見完整的虎骨，是1976年回台客座時，有一

次參觀公賣局嘉義酒廠，除了五加皮酒、紅露酒之外，虎骨酒亦有深刻印象，當時虎骨已不易收購，不久即停止生產。過幾年，在嘉義朴子曾有人當街殺虎賣肉、賣皮、賣骨，其錄影新聞轟動全世界，引起愛護動物者對台灣的注意。

虎在中國各地野生，現在東北仍有虎，虎骨入藥也在唐宋之後。李時珍說，虎骨通可用，幾辟邪痓，治驚癎，頭風當用頭骨、治手足諸風當用脛骨、腰背諸風，當用脊骨，各從其類也。換句話說，虎骨沒什麼療效，只是物盡其用而已。本草綱目收載一千五百多種藥物，除了草木根莖花實之外，玉石金土蟲魚飛禽走獸，甚至人的各項器官分泌物，排泄物也逐項列入。

談到「人骨」時珍曰：「古人以掩暴骨為仁德，每獲陰報，而方伎之流，心乎利欲，乃收人骨為藥餌，仁術固如此乎？且犬不食犬骨，而人食人骨可乎？」意思是說，吃肝補肝，吃骨補骨，固然有道理，但是用人骨當藥用可以嗎？以此推論，用犀角、虎骨當藥物有失仁德嗎？

一個國家、社會是否文明進步，看他們吃什麼，穿什麼大概可以知道。兩三百年前歐美近乎茹毛飲血，到處狩獵殖民，但是隨著科技的進步，他們很快覺醒到人在大自然中的地位及責任。如何不滅絕別的種族，包括動植物在內，成為二次戰後有識者戔心的吶喊，現代藥學把動植物中有藥效成分逐一分離、合成、改艮，像最廣用的水楊酸製劑，如阿司匹靈及甲基水楊酸，鎮痛解熱之效果應不比犀角差吧。

在全世界列強一片裁軍中，台灣的國防經費仍逐年增加，應該把一半的國防經費，移來改善已遭破壞的自然環境，把研究武器的經費，用來研究民生工業，像極有前途的製藥工業。希望犀角虎骨帶給大家一個省思的機會，讓全世界的人知道台灣不只有錢，有人權，也有動物生存權。

針灸與鍺
Accupuncture and Germanium

前幾天有位太太來藥局，她因為輕微頭痛，所以在印堂（兩眉之中間點）貼一小粒日本製的鍺合金。賣價很貴，但是效果不錯，她的先生是一位日本通先生，極力讚揚日本人對鍺（germanium）的發現與研究，說在體溫有超導體的能源活血等等，我正好有空，所以花幾分鐘時間，就題論事，讓大家知道一點我個人的見解。

我先拿一對 Sea Band，很普通鬆緊帶做的手環，只是當中有一半圓形的塑膠珠，用途是防止暈船暈車，止嘔止吐，聽說是英國海軍最先使用，利用中國針灸的原理，把 Sea Band 的半圓珠扣在內關（手腕橫紋正中直上二寸，或三指寬，兩筋之間），即可防止動量、嘔吐。有的老人走路也會暈，帶一對（或一隻）Sea Band 也是有幫助。

一對 Sea Band 普通賣美金 10 元左右，一對鍺貼布可能賣到美金 40 元，由此可見日本人比英國人會做生意。現代英國人可能比較老實，把作用原理歸功於中國的針灸發現，毫不誇張。現代日本人有的是狡猾奸詐，明明是運用針灸原理，卻講得天花亂墜，讓你傻傻的拿錢去買。

鍺（germanium）金屬遠在 1870 年代，創造元素週期表的孟德里夫 Mendeleeff 就預測有這種元素存在，命名為 ekasilicon，後來 1886 年德國化學家 Clemens Winkler 分離純化出來，就以德國日耳曼來命名新元素鍺，在地球表面含量是銀的三十倍，是金的三百倍。

　　鍺與同族的矽（砂石的主要成分）後來廣用於電晶體、半
導體為世人所知，最近十年的超導體材料大部分含有鍺，目前
最先進的超導體也是要在零下二百度的低溫實驗室才有如此特
性，在地球表面鍺化合物或鍺合金是沒有超導體的能性。因此
，日本生意人吹牛亂蓋，像什麼磁性床、降血壓手鐲、放射性
貼布等等，只有暴發戶及窮傻瓜才會花那麼多錢買來使用。

　　由於鍺普遍存在地球表面，因此大多數植物或藥草的灰分
中多少含點鍺，到底鍺有沒有生理作用，尚未定論，至今缺鍺
有何症狀也無醫學報告。因此，除了健康食品亂宣傳以賺錢之
外，鍺是沒有任何醫療作用的。

　　關於有機鍺 G-132 主要是日本礦物學家淺井和彥 Kazuhi-
ko Asai 極力鼓吹宣揚，最近幾年的研究認為可以刺激免疫系
統，對癌症、愛死症好像有幫助，但只是幾個個案，仍需較嚴
格深入的臨床研究。雖然像吃黃土一樣沒什麼毒性，有些人也
會因而皮膚過敏，瀉肚甚至腎臟病。

　　針灸是人類醫學上一大發現，現在已確知有止痛作用，其
他如止吐、止咳、止喘、安神、安眠等作用也有相當效果，待
有心人去發揚光大，像 Sea Band 這種防暈止吐的小產品，真
的造福大眾。

鉻
Chromium

二月初，從電視新聞看到一種新的硫燈管 sulfur lamp，只用 1/3 的電，就可以和目前的燈泡燈管一樣大放光明，而且不會燒損。在高科技盛行的今天，竟然有道理簡單，讓普通的硫元素有新的功能，人類的前途應該是光明樂觀的。

現在要談的是另一種元素，鉻 chromium，在地殼的含量約 100—300ppm 之間，ppm 是百萬分之一，也就是說還算相當普通的元素，極少單獨存在，例如紅寶石、綠寶石就是雜含微量的鉻才呈漂亮的顏色，拉丁字 chromium 意思就是顏色。

鉻的工業用途廣泛，像電腦板常外鍍一層鉻來保護，在煉鋼時加鉻就成不銹鋼，特殊鋼，鉻同位素 51Cr，半衰期只有二十八天，廣用於血液診斷。

一般鉻的化學價是四價，只有三價的鉻才有生理作用（跟鐵類似，紅血球只用二價鐵，三價鐵就無補血作用。）在各種食物中，鉻是以氨基酸複合體存在，如馬鈴薯、蕃薯、青菜、肝、肉、乳酪，及酵母菌等等，健康食品店賣的主要是 picolinate 有機鉻。

在人類進化史上食物一直是最大問題，過去數十萬年可以說是在饑餓邊緣掙扎，甚至一百年前，每天可以吃飽飯的人口還不到十分之一。

因此，我們身體防衛機能對肚餓比較有經驗，對終日飽食實在沒什麼戰略。雖然我們體內有所謂「葡萄糖耐力因子」

glucose tolerance factor，鉻也是其中之一，可以協助人體處理吃太飽，血糖升高的問題，但是有一定的限度。

一般人正常飲食是不會缺鉻，但是如果稍有不足，中年人易患糖尿病及動脈硬化。鉻有助於胰島素的有效運作，促進脂肪與碳水化合物的代謝及供給能量。孕婦或老年人如果缺鉻，也會影響血糖（葡萄糖）的燃燒，如服用鉻製劑，可增進葡萄糖的耐力，長期吃精緻食品的人，或只靠營養液點滴注射的人，有時需要補充鉻質。

鉻經人體吸收後，由腎臟排泄，每天約 3 至 50mcg，一般健康的人服用鉻製劑，多量也不會中毒，但是也不會降血糖。一般廣告是說可以幫助你燃燒脂肪，但是可以保持肌肉的發達；增加代謝率，減肥，減少食量；使血糖變成肝糖，而增強精力與耐力，一般綜合維他命，每粒含 25mcg 鉻即夠一天的補充量。

肥胖及糖尿絕大多數是飲食不節制，吃出來的毛病，近兩年我費了相當功夫幫助一位女士控制氣喘病並減肥，她一個月來藥局兩三次，秤體重，她相當有毅力，集合各種方法，每個月平均減三磅四磅，包括有機鉻，減肥茶，運動，飲食控制等，總共減了 66 磅，現在體重 160 磅，比兩年前，漂亮又健康，在醫師及艮藥配合下，這個冬季氣喘也沒有發作，不像以前常需半夜急診。

酒
Wine

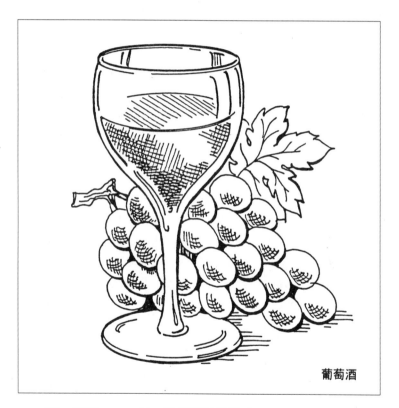

葡萄酒

　　喝一杯嗎？1994 年 9 月美國科學雜誌 Scientific American
有篇短文，討論芬蘭與日本共同研究發表在「自然」NATURE
的論文，該論文指出，女人飲下含酒精的果汁一兩小時之後，
血液中的雄激素會突然升高，而雄激素被認為是男女增進性慾

之要素。

在該項跨國研究中，排卵期的婦女飲酒後，雄激素一下子增加三分之一，而服避孕藥丸的婦女，雄激素則增高四倍。男士的雄激素不受酒的影響，只飲果汁的婦女雄激素也無變化。有位心理學女教授認為女性體內的雄激素一向被特殊蛋白質索住，甚少游離在血液中，酒後如何亂性？另一位精神學家則認為飲酒動機及情調最重要，酒後亂性是一種藉口。

清朝，王士雄著「隨息居飲食譜」中，論米酒，認為多飲必病，禁酒可以使民富，貞潔之人，以酒亂性，力學之人，以酒廢業，盜賊之徒，以酒結夥，剛暴之徒，以酒行兇……故禁酒可以興民敎。可惜美國在二〇年代及三〇年代的全國性禁酒，並沒有王先生預期的良好效果，反而製造更多的私酒 moon shine 及黑手黨 mafia。

飲酒時，酒精很快被胃腸吸收，進入血液，再經肝臟數種酵素逐步氧化，最後化為能量，女人一般酒量比男人少，是因為氧化酒精的酵素較少，血液中的酒精濃度提高，不勝酒力。當然，酒量的增加是可以訓練的，也就是必要時，體內的酵素為消除酒毒而大量動員，身體各部分器官也能逐漸適應三杯酒下肚後，飄飄欲仙的生理狀況，換句話說有可能上癮，上癮的程度，男女並無差別。

本來一個非常引人入勝的題目，寫成這麼乾燥乏味，這是意想不到的，大概是手邊少了一瓶酒的關係吧。

在英文 wine 通常是指葡萄酒，酵母菌使葡萄發酵後，糖變成酒精，葡萄酒的風味依品種、收穫日期（與甜度酸度有關）及發酵過程而有不同品牌，近十幾年，加州葡萄酒的品質有凌駕歐洲之勢。

除了酒精以外，葡萄酒含礦物質、維他命及其他三百多種

成分，紅葡萄酒含豐富的活性黃鹼素 bioflavonoids。通常餐桌上的葡萄酒酒精濃度約 10％-14％之間，英美喜用 proof，20 proof 相當於 10％。香檳酒則加含 1.5％二氧化碳。

十年來，有幾篇區域性的統計調查，即每小時飲兩杯葡萄酒的國家，如義大利、法國、瑞士居民患心血管病的比率顯著降低，千分之二十二（不飲酒的地區）降為千分之八。適量飲酒除了助消化之外，也能提升高密度膽固醇，降低低密度膽固醇，抑制血小板的凝結，都有助於減少中風、心臟病的發作。當然，消除緊張、焦慮，酒是良藥。

飲葡萄酒或其他酒類之後常有人頭痛，有一項研究指出，可能是酒中含雜組織胺 histamine 或 tyramine 之故。患胃酸上逆者，請勿喝酒，在 1993 年有兩項實驗證實喝酒會加重病情。酒在本草本記載是有毒，尤其嬰兒、小孩誤飲常會出事。慢性的酒精中毒除了減少壽命外，人際關係及工作表現也都差勁。睡前一小杯固然助安眠，但是多一點又會妨害睡眠，因為過量的酒精在血液中會抑制呼吸。

葛根是常用中藥，有解熱鎮痙的作用，例如葛根湯（麻黃、芍藥、桂枝、大棗、甘草、乾姜、葛根）是治感冒、頭痛、肩頸痛等的良方，民間有一偏方說葛花有解酒之效，如何解酒呢？最近一兩年有幾篇葛根戒酒的研究報告，摘譯如下。

葛根除了大量澱粉外，還含特殊成分包括 daidzin、daidzein、formononetin、biochanin a 及 genistein 等屬於 isoflavones 類，其中 daidzein 及 daidzin 可能會抑制氧化酒精的酵素 aldehyde dehydrogenase，因而減少實驗動物的喝酒量，對戒酒有點效。同樣成分也含於黃豆中，因此，赴宴會之前先喝一碗豆漿，也可節制酒量。

菜油與豬油
Vegetable Oil and Lard

　　為了慶祝「醫藥生活」出刊兩週年，發行人兼社長王景聰醫師在半年多前，就計劃以品嚐營養餐，及營養健康講座來答謝社會，我希望各餐廳老板，大廚及家庭「煮」婦，都能把握機會，參加 5 月 6 日的盛會。

　　3 月下旬籌備會，王醫師邀請了幾位營養師，護理師，藥師及醫師，在「彩香源」品嚐色香味俱全的大餐，對每一道菜大家提出意見，席中，老板請大廚顏師傅來向大家敬酒，顏師傅說，今晚的菜式叫 California Chinese Food，是他以前在西木區餐館，洋人排隊來吃的，不油膩的中華料理，全部用 olive oil 橄欖油來炒。大家聽了讚聲不絕，因為剛才有一兩道菜真香，有人還懷疑是用豬油炒的。

　　三、四十年前，用豬油炒菜才是真正的料理，用菜子油沙拉油代用是次級、便宜的料理。因為豬油熱量高，對營養不足的饑餓的人來講，豬油動物油是生存的保障。到目前，美國餐廳用的油還摻一部分動物油，甚至風行全世界的麥當勞、炸薯條一向用豬油，後來逐漸減少，直到 1990 年才宣佈油鍋中不再加豬油，但是炸出來的薯條就不那麼香了。

　　動物油主要成分是飽和脂肪酸及少量不飽和脂肪酸。植物油像椰子油也是飽和脂肪酸，現代家庭常用的沙拉油（玉米油），花生油（土豆油），麻油，菜子油等則大部分是不飽和脂肪酸，小部分飽和脂肪酸。

　　1994 年開始，美國通行的食品標籤，植物油以一湯匙（

15cc）為一份量：飽和脂肪酸主要含於動物油、肉、乳，及其製品，少部分含於植物油中，或是將不飽和脂肪酸氫化，而變成飽和脂肪酸，飽和脂肪酸會增高膽固醇及運轉膽固醇的LDL及LDL的蛋白質apolipoprotein B的合成，在人體血液中，飽和及單一不飽和脂肪酸常與三甘油結合成三酸甘油脂triglyceride，也就是中性脂肪，三酸甘油脂濃度太高也會增加血小板的凝聚，而有血栓的危險。

在獨裁的政府中，有許多肥缺，有油水可撈，營養學上油脂比醣類（澱粉）、蛋白質能提供更多的熱量；在食物極端缺乏的地區，肥肉也比瘦肉值錢。可是在已開發或開發中的國家，食物太豐富了，每天都吃太飽，多餘的油脂反而會損害健康，折損壽命。

素食餐廳常以過量的油來炒菜，雖然是植物油，但是也含飽和脂肪酸及植物固醇，吃太多油，跟多吃肉在健康上並無兩樣，三餐還是要有主食（米麵澱粉類），如果你有劇烈的體力勞動或運動，那麼脂肪酸的飽和或不飽和對身體都無所謂了。

	玉米油	大豆油	橄欖油	紅花子油	麻油
總油脂	14克	14克	14克	14克	14克
飽和脂肪酸	2克	2克	2克	1克	2克
多元不飽和脂肪酸	8克	9克	2克	11克	6克
單元不飽和脂肪酸	4克	3克	10克	2克	6克

第三章

藥草漫談

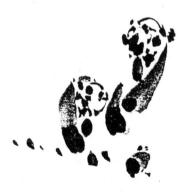

簡介密西西比大學藥草園

　　一連兩個多月的嚴寒，平均氣溫都在冰點以下，不但出入不方便，就是想要跑到戶外伸伸筋骨都不可能。每逢周末假期，只好守在電視機前觀賞各項運動競賽，藉以療寂，或是注意氣象報告，盼望春天早日來到。

　　果然，三月中旬下了幾場冷雨，接著四五天的大太陽，總算把密西西比河中下游的冰土解凍了。焦黃的草地轉綠了，吱吱喳喳各色各樣的鳥兒忙著翻動樹林下的枯葉，尋找尚未發芽的種子或倒霉的小蟲。

　　不知道什麼時候，屋前的楓樹抽了新葉，校園中一向不惹眼的辛夷，厚樸以及木蘭等這幾樣來自我們東方的鄉木，一夜之間滿樹都是花，白的、紫的，很精巧地炫耀在紅磚與綠地之間，奪目稱心，陣陣清香賽過繁華並列的桃花李花，鮮黃的連翹花也在每一家的前庭佔了一席之地，走道旁的洋水仙，風信子以及五顏六色的冰島罌花和番紅花鬥奇競艷，硬是讓人放慢腳步，多看他們一眼，真是滿園春色爭開早，難繪又難描。

　　今年美國各地尤其西部乾旱地區都下了充沛的雨水，雪一停，家家戶戶都忙著修剪花木，翻土播種。從東海岸到西海岸，園藝幾乎成為全民運動，蔚為風氣，一方面提供一家大小新鮮營養的蔬菜水果，二方面有助於修身養性成為好國民。幾個主要大城市，政府當局利用公地提供給住在附近公寓的居民種植，效果甚佳。

　　密大也早在四五年前開墾了將近一甲地，給住在眷屬宿舍

的學生們申請種菜，每天清早黃昏都有些人荷鋤打水，樂與泥土同色。

　　密大的藥草園開闢於十年前主要是配合生藥學的課程，由剛從麻省藥學院禮聘來的昆比教授（Maynard W.Quimby）主持，他當時開一門「藥用植物栽培」每年都有二十來位藥學系學生選修，在藥草園實習，1972 年他年滿 65 歲時退休了，1975 年密大藥草園命名為「昆比藥用植物園」他住在學校附近，不時還到藥草園指點一番。目前密大藥草園面積約兩甲地，核心部分是兩間半圓形的溫室以及 60 公尺見方的苗圃。苗圃大略分為藥用植物區，觀賞花區，有毒植物區及罌花區，鄰近佔地四甲的大麻栽培園不包括在內。

　　藥用植物區有四十個苗床，每個苗床面積約十二平方公尺，栽植五種左右的藥草，按科名分類，同一科的盡量種一起，總計約兩百種。比較著名的藥用植物如麻黃、甘草、大黃、小茴香、蓖麻、毛地黃、莨菪、顛茄、煙草、辣椒、美國人參、美鼠李、薄荷、芫荽、柴胡、蘆薈、秋水仙、萱草、龍膽、黃耆、當歸、關東黃柏以及北美黃連等每年都有保存。

　　去年陸續收到來自歐洲以及其他各地植物園贈送的一千四百多樣的種子，經一番整理後把資料存入電算機按屬名及科名的字母順序分別印出兩份檢索資料，計共 93 科，460 屬，940 種。

　　除了可以配合教學與研究之外，更是觀光遊客必經之地，因為人類都有好奇心，喜歡接觸外來的新種類，對於土生土長的花木反而不愛惜，這種心理大概也是支持園藝活動，以及植物園的存在最大的力量吧。

　　大部分一年生的藥草在二月初就先在溫室播種，有一種木屑餅是將含有充分有機營養的木屑壓縮成小餅乾狀，外面套有

一層很薄的塑膠網，浸在水中後十五分鐘，體積會膨脹七八倍，將種子放在濕潤的木屑餅上，發芽率甚高，而且可以直接移植不損幼苗的根部。挪威大量生產木屑餅並銷向美國，但願不久台灣也能提供類似產品以利園藝或農藝之發展，何況木屑及塑膠台灣產量豐富，甚至可以廢物利用。（類似產品於 1995 已在台灣生產）

罌粟花區是栽培鴉片類之外的各種罌粟花如麗春花，苞葉罌粟以及園藝常見的冰島罌粟，均以花冠壯麗聞名，這些罌粟因不含嗎啡所以不必申請許可證。

五六年前我做碩士論文時就是以「苞葉罌粟之栽培及其生物鹼分析」為題，主要目的是要尋求可待因（鎮咳特效藥）的新來源，目前世界可待因的原料是由嗎啡來合成，但是嗎啡常被非法合成海洛英而造成社會以及醫藥問題。（1978 年 3 月 30 日於密大藥用植物園）

附註：1990 年美國農業部撥款美金二千八百萬元，供密西西比大學生藥學系，成立天然藥物研究中心，規模宏大，設備最新，主任是筆者的學妹 Dr. Alice Clark.

憶桑梓

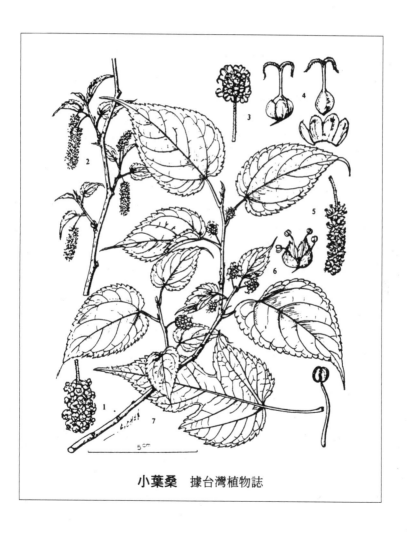

小葉桑　據台灣植物誌

「鄉禽何事亦來此，令我生心憶桑梓。」這是柳宗元聞黃
鸝詩中的兩句，桑梓是古代中原地區代表性的高等經濟樹木，
所謂「五畝之宅，樹之牆下，以遺子孫，給蠶食，具器用者也
。」後人將桑梓引伸為家園鄉里之意是有相當道理的。

記得小學三四年級時，曾養了一屋子的蠶，起初大概是花
兩毛錢向同學買了七八條幼蠶，前庭栽培的那一棵桑樹供應蠶
食綽綽有餘，還可每天中午採十幾片桑葉給母親煮桑葉茶。隔
不了幾星期蠶蛾產卵孵化，成千成百的幼蠶張著嘴等著吃，那
棵優美茂盛的桑樹日漸光禿了，忙得嫂嫂姊姊四處張羅，大把
大把的從鄉下帶回來，偶而下雨天，自己還得破費到圓環買一
把桑葉來應急。後來聽說蠶糞可供藥用，就小心收集，在中秋
過後，提了滿滿一紙袋，壯著膽，跑去圓環邊的中藥房問是否
願意收購，老板伸手抓一把仔細瞧瞧，然後整袋一秤，給了我
好幾塊錢，那時心裡實在有說不出的高興。中藥真奇妙，很多
想不到的東西，先祖們都知道它的藥用價值，不但是蠶沙，就
連原蠶蛾、蠶蛻、蠶繭，甚至得病的殭蠶都可入藥，真正有效
嗎？為什麼有效？

1976年我返台講學，並在聯合工業研究所擔任顧問，協
助推動國內製藥工業之發展。其間曾有一家藥廠委託研究，從
蠶沙來抽取葉綠素之可行性，才知道蠶體內沒有消化分解葉綠
素的機能，所以一大片葉的葉綠素都被濃縮在一小粒蠶沙中。
目前台灣正在推廣的養蠶區，蠶沙都被當堆肥，實在未能物盡
其用，葉綠素目前供不應求，用途很廣，除醫藥用途外，主要
做矯味劑及色素，台灣工商界的需要量逐年增加，全數由日本
進口，而日本係以蠶沙做葉綠素的原料。

美國野生的桑樹有兩種即是白果桑（*Morus alba*）及紅
果桑（*Morus rubra*），前者學名與中國通稱的家桑或大葉

桑一樣，據北卡州植物誌記載，白果桑的桑椹大部分是白色，小部分熟時呈粉紅色或深紫色，葉片在生長旺盛的幼樹通常較大，常有深裂，在老樹則葉片小，且不缺裂。在密大校園有幾棵老桑樹，其中最大的胸高有一人合抱粗，樹高十幾公尺，心臟形的葉片寬不過十公分，長不過十五公分，每年春天桑椹滿枝，小鳥吃不完，落在地上被行人踩得遍地紫染。那麼台灣的桑（據去年出版的台灣植物誌第二冊是只有一種即 *Morus australis* 亦即小葉桑或島桑或雞桑）是否只有一種？如何與大葉桑區分？

十幾年前剛從北醫畢業，與好友李正武兄在那師倫泰指導下，從事桑白皮的生藥學研究，得知大葉桑及小葉桑的桑根皮部構造略有不同。直到目前大概還沒有人對桑的植物分類，做世界性的調查，很可能經過千年的人為栽培，全中國就只剩一種桑，正如只有一種大麻那樣，只是很多不同品種而已。至於桑根白皮的有效成分似乎還沒有被證實，尚待有志研究中醫藥學者之進一步努力。

記得剛上完生藥學課，暑假回省立嘉義醫院藥局實習，我的舅父林鐘源藥劑師拿了新版的日本藥局方，問我「梓實」台灣的中藥店為什麼沒有？我那時還不甚清楚所謂「中藥」的範圍。以為生藥學課本有記載，學校也有標本（日本藤澤藥廠曾贈送一大批生藥標本給北醫藥學系做創校賀禮），中藥店一定有吧。後來遍訪台北市迪化街藥材貿易行，才知道「梓實」是很好的利尿劑，卻不是中藥。雖然中國盛產梓，但千年來中醫藥界全然不知梓實的醫療用途。

李時珍在本草綱目的巨作中，也有收載梓的根部及其藥效。但最令我感興趣的是李時珍稱梓為「木王」。在北美洲有兩種野生的梓樹，都是高大喬木，其中花梓樹 *Catalap speciosa*

這種俗稱印地安雪茄樹，高可達四十公尺。密西西比大學校園建於丘陵地帶百年大樹到處可見，美術館旁的梓樹名副其實的是「木之王」，胸高約十公尺粗，高約三十公尺，粗枝大葉，樹冠廣蓋，是密西西比州歷年來排名第一的大樹。列在觀光名勝之中。

每年五月初，滿樹白花，形狀有點像西洋蘭的不整齊花，下唇花冠有黃色的線條及紫色斑點，無香氣，幾陣風雨過後，落地飄零卻也壯觀，六七月在心臟形的葉片間，漸漸可以看到荳豆一般的長莢果，就是「梓實」。

不只是梓實，連梓葉、梓木，都含有利尿作用的配糖體，其成分在兩三種梓樹的分布情形，早在四五十年前西洋學者就探討過了，後來日本一家小藥廠，做了一點梓樹的成分抽取研究，而申請了日本製藥專利，還特地從中國大陸及北美引進優良樹種，廣為栽培，做為製藥原料。

中華民族有五千年歷史文化是世界公認的，單單從桑與梓兩種植物在中國歷史上的地位，以及對中國經濟，社會結構，甚至文學詩歌的影響，也不得不令人讚嘆古代中國的高度文明。但是每次憶桑梓就不得不感歎，為什麼生活在廿世紀的這一代台灣人還依賴一兩千年前祖先的切身經驗？譬如說除了生理學一科外，中醫師考試的必讀書目，都是幾百年前甚至一千多年前的著作，簡直無視於近一兩百年來，人類在自然科學與醫藥科學方面的成就，實在替中醫藥的前途擔心哩！

腰果、乾漆、白果

　　本文標題對某些行家來講或許詳知一二，現在筆者想把這三樣連在一起談，恐怕有點「風馬牛不相及」，請讀者耐點性子，說不定其中還有些道理。

　　1976年秋天，我帶領「國家地理雜誌」攝影記者，在台灣拍取有關「自然醫療的藝術 Natural Healing Arts」一書的資料圖片，在墾丁公園逗留三兩天，承林試分所甘偉航主任之熱誠接待，參觀了藥用植物園區，並欣賞了熱帶植物專家何豐吉先生拍的精美幻燈片，還獲何先生送我六七顆帶殼的腰果，何先生說本省南部栽培相當成功，但是因為腰果的殼很難剝下來，無法銷售，農家們一氣之下把所有腰果樹都砍掉，改種別的。腰果如何脫殼？這個問題就不斷在我腦中盤轉。

　　爾後有緣在工業技術院稀珍化學室當顧問，一個星期六下午隨張錦得主任驅車到苗栗鎮，專訪一家研製「神農牌脫殼機」的中藥舖，在示範操作中對白果的脫殼效果最佳，對桃仁、杏仁之脫膜效果次之，其他藥材的脫殼尚在改進中。誰能研製出腰果自動脫殼機，誰就能獲得千萬財富。

　　進口高級腰果在美國市價每磅需五六元美金，大眾化的「農夫牌 Planters」腰果每磅約美金三元上下，碎腰果依破碎程度而定，每磅 1.5—2.5 元不等（1979年春季價格）。由此可推想要完整的脫腰果殼是不容易。我曾就教一位來自菲律賓大學的羅麗達小姐（她教過我怎樣打開乾的椰子殼），她笑著說不難啊，在菲律賓我們都是檢一大堆腰果，然後點把火，

把含油分很高的殼燒焦了，再輕輕敲，乳白色的腰果仁就露出來了，就往嘴裡送。經她這樣一點，覺得十分有道理。當年農復會推廣腰果栽培時，大概沒連帶把加工方法同時引進吧。

小時候鄰居是位木匠，經常有人來訂做家具，從估價，買木料，量鋸刨光到組合修平，我都經常在旁邊看，最後階段是上漆，老師傅讓我幫他起個小炭火，就叫我站在一旁，他把乾漆敲碎再放進炭火上的油鍋，然後很巧熟地用毛刷子上漆。「小心點！不要摸到，lac 會咬手」乾漆的英文名叫 lacquer 簡稱 lac，我知道它不會咬我的手，但是有的人卻被咬得很慘，甚至整個臉都紅腫。

乾漆列入神農本草經上品，是漆樹科 Anacardiaceae 植物漆樹 *Rhus vernicifera* 樹幹分泌物加工而製得。市售的乾漆含漆醇 Urushiols 50%，一般置於缸內密封，以防燃燒。藥用時須搗碎炒熟，以驅除大部分的漆醇，否則會損腸胃，現時台灣的中醫藥界大概罕用乾漆吧。用乾漆來破瘀血、殺蟲、治虛勞喉痺是有點冒險，隨個人體質不同，對漆的敏感度也不同，有些人的過敏反應是十分嚴重的。

據統計報導，漆醇對白皮膚的人特別親近，因此 50% 以上的美國白人都會對漆過敏，黃種人及黑種人則較少。過敏的反應原理是漆醇容易與皮膚蛋白質緊密結合，而形成抗原。這抗原運轉到淋巴系統，體內自然產生特殊抗體；第二次身體的任何一部分接觸到漆醇時，體內的特殊抗體就會生激烈的所謂過敏反應，這種反應通常要 6 小時甚至幾天以後才發生。（type W, delayed hypersensitivity），漆醇也可稱為是一種輔抗原 haptens。每年（尤其是夏季）不知有幾十萬的美國人會遇到這種過敏反應，原來在密西西比河以東地區，由南到北爬滿到處可見的毒漆藤 poison ivy，是跟中國漆樹 *Rhus*

同一屬的植物，在美國西部則有毒橡木 poison oak，也是同屬的植物，而且都是花序腋生的。花序頂生的大都無毒而且可食用。毒漆藤的生命力很強，跟美國早期的「移民」—葛根，金銀花及紫藤一樣，即使斬草除根，明年春風吹又生，只要一小段藤留在地上，它隨時都能發芽長出新株。

幾乎每家的前庭後院都有它的影子，對容易過敏的人家構成精神威脅，簡直防不勝防。整理庭院時，穿長袖衣，長管褲，帶手套，還是會被「咬」到。有時是鞋帶沾上了，或是小狗在外邊亂跑沾在毛上帶進屋裡，甚至離一箭之地的鄰居燒樹葉，把煙吹過來，總之，只要百萬分之一公克的漆醇就會讓很多人難忍過敏的痛苦。

李時珍在本草綱目中曾說：「凡人畏漆，嚼蜀椒，塗口鼻可免，生漆瘡可以紫蘇湯洗浴。」或許有道理也不一定，但是要經過一番試驗才能證實。記得 1979 年美國高中科學競賽，首三名應邀到電視台訪問，其中一位女生是以發現治漆瘡良方而得獎，據說在五年之中數千人試用效果良好，正與某藥廠接洽，擴大試驗範圍。

密西西比大學藥學研究中心於 1972 年大量從毒漆藤中分離純的各種漆醇，接著改進微量分析法並測定漆醇含量之季節變化，1977 年以來則進行漆醇的免疫之試驗。將漆醇塗在兔子皮膚或灌進老鼠口中，然後試圖將該動物之血清接種在別的實驗動物上，離成功階段尚遠。

台灣漆樹屬植物有五種，其中台灣藤漆 *Rhus orientalis* 可能含較多的漆醇，平地常見的裡白漆及埔鹽大概含多量單寧質而不含漆醇。腰果 *Anacardium occidentale* 也是漆樹科，它的果仁稱得上是營養可口高貴食品，然而它的殼（果皮）卻含濃度很高的漆醇，不去殼是絕對不能吃的，因此腰果雖然原

產於西印度群島，但卻與中國的乾漆是同科的親戚，並且含相近的特殊成分。

至於白果它的原植物是銀杏科的銀杏 *Ginkgo biloba*，是地球早期植物群之一，該科植物現只剩一屬一種，而且完全依賴人工栽培繁殖，與漆樹科可以說是缺乏近緣關係，但是奇妙得很，它的果肉，也就是本來包圍白果的外種皮卻含有銀杏酚 bilobol 及銀杏酸 ginkgoic acid，其結構式與漆醇 urushiols 極類似，因此也會使人引起皮膚過敏，筆者先前亦曾提起。關於乾漆、腰果及白果特殊成分化學結構式之異同點，有興趣的讀者可參考行政院衛生署中醫藥委員會叢書之一「中藥成分之化學」許鴻源，陳玉盤，洪美娜編著，1975，第 76 頁。

由於乾漆及腰果所含的醇都是四種五種以上成分的混合，不易分離精製，所以要研究藥理或免疫方面的試驗，筆者認為白果的果肉是最佳材料，因為主要含銀杏酚，極少含其他類似醇成分，易分離精製，而且要大量合成時也較簡單。

行文至此，讀者想必瞭解腰果、乾漆及白果三者相異之中有其相似之處。為了要說明在大自然界中，形形色色令人眼花撩亂，也有其相通和諧的道理存在，竟然拉拉雜雜的佔了這麼大的篇幅。瑣瑣碎碎累積起來的，不必問藥學生在學中該背念的知識有多少，只要看看中藥店跟西藥店的琳瑯滿目數不清的藥物就心領會了。

在本文標題中，腰果是西半球原產，洋人們有人好奇求知，去研究它果皮有毒特殊成分，那是他們的事，我們只要有錢就買製好的腰果來吃，那是我們的口福。但是既然引種栽培，到最後卻讓農家們望樹興歎，表示台灣的科學及工業不能充分支援農業，也顯示台灣的植物學、化學、藥學以及食品加工業尚待努力之處甚多。

據聞巴西及印度除了盛產腰果外，每年還大向美國輸出腰果果殼的油（含漆醇）供合成化學用。也就是把有毒的東西變成有用的東西。

乾漆和白果是道地的中國藥材，我們都只能遵古炮製，抱守殘缺，既然知道保守停頓就會落伍，卻一味地往古董堆尋求財富。須知醫藥完全是憑實驗而得來的知識，越實驗研究越新越改進。就以美國而言，三十年前發明生產的藥品，原封不動還繼續被醫藥界使用的，大約在百分之十以下，不是說以前發明的藥不好，而是尚可改進。

乾漆和白果的特殊成分是日本人先研究出來的，雖然在醫藥方面稱不上大貢獻，但是在學術方面卻有其不可忽視的價值，這種學術上的研究成果被應用在各方面（包括本文之呈現）其影響是深遠的。

先賢的經驗是珍貴的，尤其能寫下來流傳給我們更是值得感謝的，然而個人的經驗必竟是有限，甚至有時是偏差的。舉例說「凡人畏漆，嚼蜀椒塗口鼻可免。」李時珍寫這句話時一定有所憑據，可能是別人向他講的，也可能是他親身體驗的。那麼如果有位登山隊隊員他怕被山漆或藤漆「咬」到，在你店裡一定會問蜀椒到底是什麼？裡面含有什麼成分？為什麼塗口鼻？能不能塗手腳？那麼辣怎放進口中嚼？能用酒把它泡開，用棉花沾著塗？真的有效嗎？塗一次多久有效？塗過了洗得掉嗎？每一個問題你都能肯定的回答，那麼蜀椒果真是畏漆的良方，是世界最大發現之一。

如果大家只是盲目的崇拜『本草綱目』，不管它說什麼都是對的，一旦試驗無效只怪自己不是「凡人」，那李時珍地下有知也只能嘆後繼無人，子孫不肖了。

至於「生漆瘡可以紫蘇湯洗浴」李時珍並沒有結論洗浴後

效果如何，說不定洗三次，漆瘡就好了也不一定，這也是醫藥最大發現之一，怎樣證實先賢的經驗？相信讀者每一位會設計簡單而有意義的對照實驗。

譬如同一患者身上漆瘡好幾處，塗洗紫蘇湯的部位是否復原較快，有十個患漆瘡的健康顧客，其中五個你吩咐他們洗紫蘇湯，其他五個為控制群，每天你詳檢兩群人漆瘡復原程度，比較之下，就知道用紫蘇湯洗浴是否有助復原。

沒有做一番試驗比較研究，就宣稱你擁有漆瘡解毒秘方，那豈不是欺世盜名嗎？自古以來，所謂「根治疑難雜症祖傳秘方」都應如是觀之。

大麻的種種

　　1972年夏天，美國經濟植物學會在密西西比大學召開年會，大部分講題和藥用植物有關，其中「大麻」更另闢專題，請五六位專家分別演講，第一位被邀上台的是我國名植物學家，執教賓州大學（現已退休），新版台灣植物總覽主編，也是中央研究院院士，李惠林博士，他在黑板寫了幾個中國字如「麻藥」、「麻木不仁」、「枲」（大麻之雄株）、「苴」（雌株）、「麻沸散」等，並且引經據典認為中國東北是大麻的原始產地，四千年前中國人就知道栽培大麻了。

　　大麻之「大」我想是指生長的高大，目前所知記錄是將近十公尺高，好像是棵樹了。如果天氣炎熱雨量充沛，播種後三、四個月長三、四公尺是很平常的。俗語說「蓬生麻中不扶而直」，我想古時候麻是主要纖維作物，通常種很密，不易分枝，一直往上長，蓬草如要爭取陽光空氣自然非挺胸抬頭不可了。如果是要採收種子來搾油，那就要種得疏一點，種子才結的多。

　　男人壽命比女人短但是例外的也不少，而大麻雄株兩三個月開花後，一星期之內就全數精力盡退，開始枯萎了，適時雌株正是豐滿茁壯，果實累累，足足多活了兩個月才會倒下去，沒有例外。一把種子撒下去，經常雌雄各半，天生一對，就是諸位藥櫃裡邊的「火麻仁」也是雌雄各半，如何識別呢？恕在下賣個關子，種下去就知道了，單開花不結果的就是雄株。雌雄同株也有，約佔總數比例百分之五左右。

　　大麻除了製取纖維及種子可榨油外，有特殊的一族群身上長很多腺毛，腺毛裡邊包含著對人類大腦有興奮作用的成分，即所謂大麻素 THC。大概溫帶地區種植的都含極少量 THC，熱帶生長的大麻葉片通常含 1～4％的 THC。像墨西哥、非洲、或泰國種的含量很高，中國北部、土耳其等則含很低 THC，印度野生大麻在高海拔的含較低 THC，低海拔的因陽光氣溫都夠所以含量也較高。請諸位放心，中藥用「火麻仁」拿來在台灣種，仍然跟在大陸一樣的含 THC 量很少，不會被利用來做大麻煙吸。

　　廿年來大麻真是在歐美社會出盡風頭，老少皆知，對整個美國的影響，可能比越戰還厲害。到現在仍然每天都有關於大麻的論文發表。藥學家研究它的成分藥理，植物學家關心它的生理變化，種類與分布；醫學家利用來治各種疾病（目前最有希望的新藥發現是用 THC 治療青光眼），心理學家觀察它對行為的改變，社會學家調查各階層人士與它接近的次數，調查局人員和警察天天在抓，學生們則天天有人被抓（美國人花在大麻保釋金的款額一年就夠完成台灣南北高速公路）；政治家則贊成解禁或反對解禁來爭取選票。歐洲大多數國家已允許百姓少量吸大麻煙，不久將有 THC 含量合標準的香煙問世。在美國，科學家及衛道者強有力的主張禁吸大麻煙，使得美國在解禁這方面落後。但是代之而興的迷幻藥則為南美古柯葉中提煉出來的古柯鹼 cocaine。

　　火麻仁是罕用中藥，美軍不來台北度假，自然也沒有人興趣吸大麻煙，可以說對台灣影響甚少（台灣較易受日本影響，如少年吸強力膠，吃賜速康，或安非他命等都是日本傳過來的。）但是大麻的研究經費卻曾幫助我完成博士學位，也佔我目前薪水的一大半，靠大麻吃飯的，我大概是其中之一吧。

（1977 年 12 月於密大藥用植物園）

大麻風波

據估計美國有三千萬人吸過大麻煙，目前（1978年）經常吸大麻煙的將近一千五百萬人，因此任何有關大麻的新聞或研究都是相當熱門的。

市面書攤有一本暢銷雜誌叫「High Time」，專門介紹世界各地吸食迷幻藥的風光，經常報導的題材是大麻、阿片、古柯、海洛英、L.S.D、安非他命以及最近才開始在加利福尼亞洲流行的 PCP（美國人稱它 Angel Dust）等，另外描述土著民族巫醫或宗教儀式所用藥草也相當引人入勝，雜誌上的商業廣告販售簡易製香煙的器具，古典或高貴的吸食道具以至於傳授大麻栽培法等等，真是無奇不有。

美國政府為了杜絕大麻煙的走私進口是費了不少功夫。首於 1975 年與墨西哥政府協商，訂立消除大麻計劃，每年撥專款一千三百萬美金，供墨西哥買直升機偵察非法栽培區並噴灑除草劑使大麻枯死，兩年下來成果相當顯著，越境私運大麻的案件銳減，一時大麻煙的供應成了問題，價格上揚，很多人買不起就只好少吸或不吸了。有些人卻偷偷地在自家菜園裡種大麻了。

從 1978 年初開始，大麻的走私路線有新的發展，是由中南美洲（主要國家是哥倫比亞）經加勒比海或墨西哥灣，利用商船運到美國東南各州（主要是佛羅里達）離海岸數十公里的海上面，然後由走私集團收買舊船，裝上最現代靈敏的通訊設備，到指定地點去接貨。美國海防部隊，藥品緝查中心以及聯

邦調查局聯合行動,配合眼線情報網,時有斬獲,數量均以噸計,最多的一次達一百噸,比墨西哥邊境的走私規模大多了。挺而走險的船員——一半是漁民,被判入牢,船隻也被沒收了。(有兩艘走私船航速相當快,現已變成海防部隊的生力軍)。

1977 年秋,密西西比大學藥學研究中心接受委託,分析藥品緝查中心查獲的大麻煙製品,主要是所謂「公斤磚」Kilobrick,即將收割的大麻經陽光晒乾後,用機器壓成磚塊一般大小,重量將近一公斤,另外有所謂 Hashish oil 即大麻油是用酒精或其他有機溶媒將大麻有效麻醉成分抽出的浸膏,浸膏有的封裝成食品罐頭,有的塞在襪子裡,最令人料想不到的是竟然有人花好大的精神將木刻人鏤空,把大麻浸膏填充其中,外邊再把木頭封上,一定是大麻走私利益太高了,所以才有那麼多人甘犯法令。經過三、四個月分析,1976 年 10 月以後查獲的墨西哥大麻,有五分之一帶有除草劑巴拉刮 Paraquat 的殘留,此事一經「藥物濫用管制局」National Institute of Drug Abuse(DEA 前身)發表後,電視及報社記者爭相來採訪消息。

主張大麻合法化的後援會,向法院控訴「藥物濫用管制局」,罔顧人命,竟在大麻上面噴農藥,嚴重違害吸大麻煙者的健康,幾位敏感的醫生懷疑患者的症狀是農藥中毒,也連夜寄來患者吸的大麻樣品來要求化驗,但是幸好並沒有發現到有農藥殘餘。

「藥物濫用管制局」也適時發表研究結果,證明除草劑巴拉刮在香煙點燃的高溫下,百分之九十六分解了,不至於損害煙君子的肺部,但煙君子們還是不放心。

在半個月之內,就有兩三家公司以閃電的快速,推出了成

套的簡易化驗巴拉刮的儀器，也有人專門替人分析化驗，大大的賺一把。密大的大麻實驗室一方面批評市售的化驗器具不可靠，另一方面自己也日夜趕工，研究化驗的新方法，在五月中旬委託律師申請專利，並將專利方法出售給某一家公司，該公司答應以營業額的百分之十捐給密大藥學研究中心。

　　麻醉藥品的走私，世界各國都有，唯有「重刑之下必無勇夫」才能遏阻吸毒的蔓延。

　　有的人以為人類總是有部分是意志力薄弱的，需要依賴興奮劑在平淡的生活中增添色彩，吸大麻煙總比吸食其他毒品安全些，於是在立法上就偏向縱容。也只有像目前美國這般的財力及人力才能把在極權國家「不成問題的大麻」當做問題來研究，前文簡介大麻時已提過了，但是像密大藥學研究中心這樣積極爭取來自大麻的研究費，恐怕還是少見吧，或許唯有這般有利必爭的方法，才能使研究工作繼續發展下去，因為研究是很花錢的。

（1978 年 5 月 20 日於密大藥學研究中心）

銀杏及苦楝

有一年深秋，美國新英格蘭一所著名大學的醫務室，很多女孩子等著要看醫生，奇怪的是她們似乎都有同樣毛病，就是腳部發癢、紅腫，嚴重者並有發炎的現象，經過詳細探討結果，醫生建議她們穿長褲及襪子，不然就須考慮是否把女生宿舍通往學部大道兩旁的銀杏砍掉，原來一到深秋，滿地都是銀杏果，踩到時，果肉中的銀杏酸會刺激皮膚，並且味道也難聞。

即使是美國的植物專家也很少知道將銀杏的果皮果肉去水洗後，晶瑩潔白的種子就是中藥頂頂大名的白果，裡面的球形種仁即可煮湯也可糖炒。貨棄於地不僅可惜，反而有害足下。我想一方面固然也是中藥對海外的宣揚不夠，二方面也是要從國外引進新種實在要小心謹慎，考慮要周全。

銀杏又名公孫樹，是古生物的殘存，播種極不易且長得很慢，記得十數年前台大廖日京教授曾調查過台灣現存的銀杏，大概才四十株左右，近年溪頭實驗林大量插枝，希望不久能長大茁壯。到過東京、京都、華府、波士頓的人相信都會讚美銀杏是世界最優美的行道樹之一，樹幹挺秀，新春發芽，盛夏碧綠濃郁，秋葉金黃一片隨風飄落，那中外獨特的扇形葉，除了不知引發多少詩人的靈性外，耐得住現代都市的空氣污染也是奇蹟。

我見過最大的一棵銀杏是生長在密西西比牛津城福克納（諾貝爾文學獎得主）的家園，其胸高夠兩人合抱，老樹快裂成兩半，主人用鋼纜將之圍攏，樹齡我看將近一百五十年了，

是雄株。最親近的一棵是站在密大藥學院前的樹林中，樹齡可能跟我的年紀相近，卻有我五六倍高，其胸高跟我脖子一樣細，每年聖誕節時樹枝銀杏累累，有空時我們繞著它在草地落葉中尋找成熟的果實，有一年收集了約兩公斤的白果，除煮湯外還曾寄回台灣。（據廖日京教授說，其中有幾粒發芽，有一株植於淡江中學校園）

另外一種優美的行道樹，美國人叫它 China Berry 仔細一看原來是跟台灣的苦楝一樣。幾年前曾在密西西比州各地採集植物標本，偶爾在窮鄉僻壤的小村落，也會欣然發覺一棵枝葉伸展像把大傘的苦楝，在路邊供大伙兒乘涼，一時彷彿我又回到家鄉了。兒時我家後院長了兩棵巨大的苦楝，夏天一到，鳥蟬爭鳴，有時兄弟們就爬到樹上，裝上竹子編的方形鳥籠，裡邊放些白飯樹的白色果實、或稻米，外邊再以樹葉偽裝，一個下午常會捕捉到好幾隻「青笛仔」、「白頭殼仔」或「黃鶯」。苦楝跟銀杏一樣，屬於落葉喬木。冬天一到滿院子都是葉子，要清理相當費功夫。聽說苦楝木降火解毒，做長板凳的好材料，坐久了也還是「冷板凳」，後來因蓋房子苦楝樹堅實的木材就送廟裡去做板凳了。

苦楝樹不僅長得快而且種子落地後很容易生根長大，因此美國一位園藝家在他編的園藝大全中，談到苦楝時說，再隔幾十年苦楝樹將成為美國最常見的樹木，也就是歸化野生了，甚至不久以前德州休士頓附近長出了一新品種，俗稱「德州傘」因為不需修剪樹冠自然成傘蓋狀。這一兩年台灣製的傘價廉物美，報紙譽為台灣傘蓋天下，我想苦楝樹這把天然的大傘，該是台灣傘外銷美國的第一把。

葛根之傳奇

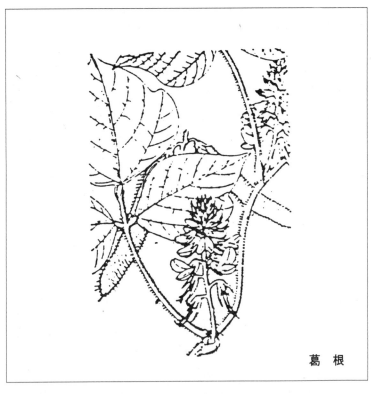

葛　根

　　夏秋之季，駕車馳騁美國南方鄉村原野，但見農場萬頃一片，筆直的公路彷彿通向天際，亦或丘陵起伏，兩旁青松翠林，忽見遠處百尺高恐龍金剛四五成群，屹立路旁。及近一看，原來是葛根的傑作。

　　常用的中藥材葛根怎會霸佔美國南方之地盤？說來話長，據說 1876 年在費城舉辦萬國博覽會慶祝美國獨立一百周年，日本展覽會場裝飾以優雅的葛藤，炎夏之中蔭涼濃綠，確是令人欣喜，會後不知何故，葛藤卻偷偷地爬向南方。在廿世紀初，佛羅里達州一位農夫種了一棵葛根，但是長得不好，他一氣之下，連根拔起，把它丟到垃圾堆，不到兩年，屋前屋後都爬滿了葛藤。

　　阿肯色州一位農夫形容葛藤生長之快速說，當你要種葛根時，丟了它然後趕緊跑開。在美國南方，葛根一天長一尺，一個夏天長一百尺，翻山越嶺，所向無敵。它幾乎把所有的精力都用來製造那些帶缺裂的複葉，然後輕易的蓋上草原，或是把高高低低的樹團團圍住，以爭取光，因而窒息枯死的樹木相當多，最近贏得葛金剛 King Kudzu 的威名（見附圖）。Kudzu 本來是中文葛根日本的唸法，但是老美卻習慣唸成「卡住」而不是日本音「褲子」。

　　喬治亞州大學一位植物系研究生，以葛根為論文題目，他嘗試食用每一部分，發現葛根的嫩葉煮起來很好吃，不下於高

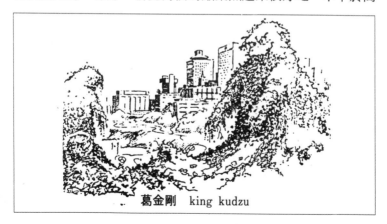

葛金剛　king kudzu

麗菜。有一次大家聚餐，他特地炒了一盤菜，大家覺得很新鮮，問他材料那裡買的。實際上在1910年美國大批向日本買葛根的種子（很奇怪，在美國葛根會開花，但是果實結的不好。）農夫大量栽培供牛馬飼料用，連雞鴨也喜歡吃葛根的葉子，但是在飼料方面葛根（葉子不易貯藏）並不理想，農夫也逐漸沒興趣。

　　1930年代，美國農業部極力推荐利用葛根來水土保持，所以一時美國東南各州，尤其是密西西比州廣植葛根在一些不毛之地，河流兩岸，公路兩旁等，而奠定葛根今天的地位，也成為爭論的題材。原因是葛根功過參半，在水土保持方面是有不可否認的功能，但是它經常跑掉，佔據不該生長的地方，而且野草除不盡，春風吹又生，大量的除草劑並不能一下子殺死它，需要少量多次施灑才能奏效。

　　漸漸地農夫們開始討厭它了。

　　最近有一本書叫「葛根──料理及秘方」出版，是要讓怕被葛根纏住的美國人知道，如何充分利用來自東方的葛根，其中包括葛粉一百種點心食譜以及五十種葛根的醫療用途。一位密西西比州高中生來信藥學院，搜集葛根成分研究文獻，她相信葛藤中可提煉出很值錢的成分。我記憶中日本商人曾在嘉義縣中埔鄉栽植葛根，而將葛藤運回日本編織手工藝，古時候也利用葛藤纖維造紙織布的。葛根經過加工成為藥材後，我們只知道它自古留傳下來的各種用法，為什麼有效，有效成分是什麼？恐怕待有心人去研究吧？

　　久年成長的葛根挖起來幾十公斤是常有的，美國南方如今遍地皆葛根，似乎將可設立一個葛根加工廠了。也請幾位「葛根湯先生」來美國巡迴演講葛根湯之妙用，在東西文化交流中添增多采的一頁。

胡椒漫談

　　台灣光復後之十幾年間，老百姓之貧窮是現在難以想像的。當時食物營養極端缺乏，能有蕃藷簽飯吃就很幸運了，蔬菜魚肉只有拜拜時才吃一點。在這種食不知味，但求一飽的日子中，調味料在餐桌上的地位顯得相當重要，經常唯一的調味料是粗鹽（我還記得是用稻草編的袋子裝的，很容易潮濕成硬塊，也摻雜很多異物。）當時連醬油都買不起，聰明的人就用鹽水放點紅糖去煮，充醬油用。貧窮人家鹽吃得多（納的鹽稅也重）；富貴人家鹽吃得少，用的醬油還是日本製的，最令人羨慕的是餐桌上經常放一小瓶胡椒粉。

　　與鄰居比起來，我生長的家庭還稱得上小康，只是兄弟姊妹衆多，當小公務員的父親能供養孩子們唸中學，甚至大學，已經非常了不起了，實在無法供應餐桌上的胡椒粉。有一時期，我從外邊得到情報，聽說木瓜子晒乾了磨成粉，很像胡椒粉，我家正好有種木瓜，於是就如法磨製，裝了一小瓶，也許是辛辣的味道不同，加上一點也不香，所以一家十來口兩三個月還用不完。

　　經常是禮拜天的中午，難得全家大小都在一起，母親切了一大粒高麗菜，放了兩大湯匙的豬油，煮了一大鍋的米粉湯，讓大大小小的喜氣熱氣和氣一團。這時候我就向母親請求，要了五毛錢，跑到菜市場附近或圓環邊的中藥店去買胡椒粉。店伙拿了錢，就抱著「白古月」的罐子，用藥匙勺出，香得讓人打哈啾的胡椒。回到家我就小心把三寸見方的舊報紙攤開在圓

桌上。一聲不響，七八雙筷劍，來自訓練有素的武士，蜻蜓點水似的，三兩下就把胡椒沾光了。熱呼呼的米粉湯加上香辣辣的胡椒粉，除了汗流浹背大叫好吃外，還常會使人打呃不已。（胡椒會刺激橫膈膜使呼吸不均勻而打呃？這個小問題存在我腦裡很久，尚未得到答案，像胡椒這樣普遍的東西，一定老早有人研究過了，何必費腦筋去研究？多看點書不就知道了？）

胡椒的歷史

胡椒是世界最重要的調味辛香料，原植物是胡椒科的黑胡椒 *Piper nigrum* L. 野生於印度西南部馬拉巴 Malabar 海岸附近的沼澤林，目前世界各地熱帶區都有栽培。三千多年前古代印度醫書 Sanskrit 有記載胡椒。

英文稱胡椒為 pepper 是由來於印度土名畢撥 pippali 亦即長胡椒。*Piper longum* L.畢撥原產於印度北部，比黑胡椒較早傳入歐洲，直到兩千多年前黑胡椒才後來居上逐漸取代畢撥。但是在中國本草史上，胡椒（始載於唐新修本草，西元 657 年印行）卻比畢撥（始載於宋開寶本草，西元 973 年印行）早了三百多年傳入。原來西元初年，於中原西北的胡人，一稱匈奴，正橫行亞洲大陸，所向無敵（曾於西元 375 年攻現在的東歐，造成日耳曼民族的大遷移。）因此就把很多羅馬帝國的風尚當成戰利品的一部分帶回東方享受，很多蔬菜、水果、藥材、香料等都是胡人當時傳入中原的。胡椒正逢其時（難怪唐本草主編蘇敬說胡椒生西戎）。

西元 176 年，羅馬帝國在亞歷山大港設海關，對經由印度洋，紅海輸向歐洲的白胡椒，畢撥、薑、桂皮及其他東方香料等抽進口稅（黑胡椒比白胡椒稍為便宜一點，列為一般大眾日用品，可能是為了安撫民心，黑胡椒免關稅）。甚至西元 1101

年巴勒斯坦之役，打勝戰的意大利熱那亞士兵，每人還獲得兩磅胡椒做為獎賞。十七世紀以前的歐洲，房租、田賦很多是要求以稀奇珍貴的胡椒粒代納金，因為供不應求，所以富貴階級極力爭求。在英、法、德等國「胡椒商」甚至成為一項專門的職業。

　　由於對東方辛香料尤其胡椒的需求日益增加，導致葡萄牙人伽馬Vasco da Gama 於 1498 年經由非洲海路找到盛產胡椒的印度馬拉巴海岸。（三保太監鄭和出使南洋是 1405 年，此後胡椒即經由海運大量輸入中國，因此李時珍於 1552 年開始寫本草綱目時，就把胡椒從木部移入果部，並說南番諸國及交趾滇南海南諸地皆有，今遍中國食品，為日用之物也。李時珍從小就喜歡吃胡椒，後來眼睛常有毛病，結果發現是胡椒吃太多的關係，「遂痛絕之，目病亦止，才食一二粒，即便昏澀，此乃昔人所未試者。」由胡椒之廣用程度，亦可測出我國宋、元、明諸代的文化及生活水準是遠在歐洲之上。）從此歐洲的香料路線不再經由紅海地中海，導致亞力山大港，威尼斯及熱那亞諸港口之沒落，葡萄牙首都里斯本一躍而為歐洲最繁榮富裕的港口，從此葡萄牙人獲取胡椒及其他東方香料之專利。

　　可惜好景不常，繼葡萄牙之後，英、荷、法於 1600～1604 之間先後在印度設立東印度公司（是帝國惡勢力的牙爪，殖民主義的開始）展開一連串的帝國爭奪戰。首先是荷蘭人的勢力深入東南亞，逐步把葡萄牙驅出麻六甲及印尼而獲取蘇門答臘之 Lampong，瓜哇之 Bantam 所盛產之丁香，肉豆寇及胡椒之控制權。（約西元前一百年，印度王朝勢力擴及印尼諸島，胡椒也隨著傳入印尼。）當時美麗的台灣寶島也被荷蘭紅毛番佔據了數十年，幸而鄭成功於 1661 年率水軍登陸澎湖、安平，才把紅毛趕走。直到 1945 年印尼才脫離荷蘭的殖民統治。

　　1650 年英國開始在馬來亞栽培胡椒，打破荷蘭的獨佔市場，隨後英國又在印度擴充勢力，成立殖民政治大量增產胡椒及其他辛香料（連阿片也在內，而且強迫推銷，比專賣局更厲害），使倫敦逐漸成為世界香料中心，香料價格下降，消費量提高，十九世紀之後，胡椒再也不是歐洲貴族專有的侈品了。

胡椒的消費及用途

　　本草對胡椒的註解是「辛、大溫、無毒」。因為認為無毒所以湯方每以數十粒甚至上百粒為一劑，研粉、和丸酒服、醋浸，用來止痛、止瀉、發汗，助消化等，還有以黃臘溶和做成條子，（一千年前中國人就發明栓劑，誰說我們製劑學不發達？）或擣膏塗掌心等。真如李時珍講的「多能鄙事」。但是相信現代的中醫師們開處方時很少下胡椒了，可以說胡椒用於醫藥方面的消費可能只佔百萬分之一而已，絕大部分是當做調味辛香料用。

　　為什麼胡椒會成為世界上最普遍最受歡迎的調味香料呢？有位著名的廚師說只有胡椒能應用在如此多樣的不同食物，而且通常一盤菜都會用到三次胡椒：首先，在廚房調配時加一點，再來是料理時往鍋裡灑一點，最後在餐桌上食客難免再多添一點胡椒。

　　美國人喜愛味道強的黑胡椒，歐洲人則偏愛味道溫和的白胡椒。除了甜食外，幾乎任何魚、肉、蛋、湯、泡菜等都可用到胡椒，整粒，磨粉都可以，整粒的胡椒如乾燥保存可經年不損其香味。每人每年平均消費量以美國人消費最大，依次為印度人、蘇聯人、西德人、法國人及英國人。在 1968 年美國輸入之黑胡椒價格平均每公斤 0.6 美元，白胡椒每公斤 0.7 美元。1978 年美國市場零售價格一磅裝鐵罐平均約 2.5 美元。1976

年台灣進口約三百二十公噸胡椒值美金 32 萬 7 千元，進口價每公斤約美金一元。

以水蒸氣蒸餾，黑胡椒主要是果皮部分可得 1～2.4% 的精油，亦即胡椒芳香之成分。辛辣的味道主要來自種子中的樹脂 chavicine 及胡椒鹼 piperine，二成分可用有機溶媒萃取。胡椒油及樹脂大量用於食品加工業。

胡椒的採製及等級

白胡椒與黑胡椒都是從胡椒藤上成穗的漿果加工而成，一般在開花之後九個月漿果即可採收。黑胡椒的製法是採下尚未完全成熟的綠色漿果，堆成一大堆，放置幾天，使其自然發酵，然後再把漿果在草蓆或水泥地攤開，讓烈日晒約 20 小時，直到表皮乾縮變成深褐色或黑色為止。這樣整個胡椒粒就是一般所稱之黑胡椒，磨成粉時，由表皮組成的深色粉粒及內部組織的淺白色粉粒各半，粉粒的粗細不甚一至，就是一般我們熟悉的胡椒粉。

白胡椒是由完全成熟的漿果加工而來的，當漿果呈黃綠色，尖端轉為紅色時採下，裝在麻袋，然後浸在小溪流裡大約八天，使漿果軟化，然後敲去外皮，灰色的胡椒仁再洗淨，然後在草蓆或水泥地上日晒數日，直到呈乳白色為止，即是中藥習用的白胡椒。（現在通常把成熟的漿果浸在石灰水中隔夜，即易去外皮）。

完全成長的胡椒株每年可採收兩公斤左右，每公頃最高生產量每年可達一萬公斤的生胡椒，亦即 2,800 公斤的白胡椒或 3,000 公斤的黑胡椒。每公斤大約有 18,000 粒黑胡椒或 25,000 粒白胡椒。

在香料市場上胡椒可分為很多品種及等級，通常是以產地

或輸出海港來區分。例如辛辣類的珍貴黑胡椒之一是 Lampong，產於蘇門答臘南部的 Lampong。另外有一種芳香類黑胡椒叫 Malaber 是產於印度南 Malabar（馬拉巴）海岸，而北 Malabar 海岸則稱為 Tellicherry 椒粒碩大，圓亮，是傳統上最高級品。其他中級品如馬來西亞的 Sarawak（在北婆羅洲），巴西亞馬遜河流域大規模栽培，目前約有五千公頃地生產胡椒。）

最珍貴的白胡椒稱為 Muntok，是產於蘇門答臘東南方 Bangka 島上，該地農場主人是華僑，辛勞經營了將近九十年而成為 Bangka 島白胡椒的主要供應者。巴西產的白胡椒色較淺，也不像 Muntok 那樣辛辣。北婆羅洲 Sarawak 出產者通常在新加坡的香料加工廠包裝再輸向歐洲。

胡椒的栽培

胡椒性喜溫暖潮濕，一般熱帶海岸或五百公尺以下肥沃的平地，不太斜的山坡地都容易生長，雨量要充沛平均，排水良好，有機腐殖土豐富，加上適量的遮光等基本條件，就成為栽培胡椒理想的地區。

胡椒不易以種子發芽，種子即使發了芽成長也是相當費時。一般繁殖是壓條方式，選健壯母株上端生活力強，發育良好的枝條，移種在有遮陰的苗圃，充分供給水分及肥料，成活率高。（但是和經驗的累積成正比，初試十枝可能只活一二枝。）

把胡椒籐種在高壯的樹幹邊，或每隔兩三公尺豎一根三公尺高的木柱供胡椒攀附。約 0.7 公尺高時就要開始修剪，使側枝發達，慢慢整株形成圓錐狀，讓葉子及花穗達到最密程度，灰色的胡椒籐直徑可達 1.5 公分粗，攀伸十公尺高度，每一小節有很多氣根可以攀緣樹幹或木柱。心臟形的葉子像可以包檳

椰的老葉，花穗與葉片對生，因此葉子（互生）長得越茂盛，花穗可能越多，每一花穗可結 50 個左右的漿果，每一漿果內含單一種子。

　　每單位面積最高產量決定於耕作是否辛勤定期的除草，新幼籐要隨時把它綁在支架上，腐壞的支柱要更換，施肥覆土，修剪及遮蔭等。遮陰要視地區而定，例如在印尼，胡椒大都不必遮蔭，但是在印度胡椒一定要部分遮蔭。如果胡椒是種在土堆上，就必須時常培土、覆土，使根系充分發展，不要被雨水把土壤沖走。胡椒根部易受病蟲害，要注意控制防止，通常第三年即可少量收成，但是要到第 7 年或第 8 年才達最高產量，如環境良好，管理適當，可以連續生產 15 年至 20 年。

台灣栽培胡椒的歷史

　　民國 24 年，山根教授自南洋引進 Bangka，Kanpong 及 Merapin 等三品種，播種育苗成功，26 年 4 月定植。Bangka 翌年開花，Kanpong 於 28 年開花並結果。光復前田中長三郎教授自新加坡引進矮性胡椒，栽培在台大園藝農場。民國 51 年，山地農牧局補助經費，移植屏東農專。從此，在許博文教授主持下，展開長期的研究發展試驗。

　　民國 52—59 年之間從事矮性胡椒插穗及播種試驗，得知利用保濕設備以生長素處理可促進生根，在砂床播種較易發芽。設立母樹園成功。

　　民國 59—64 年之間從事矮性胡椒之栽培改良試驗，得知種植初期遮蔭易成活，半遮蔭最佳，三年生半遮蔭之一株黑胡椒可採收 0.12 公斤。對胡椒開花期的生理構造及環境影響有詳細的研討。五年生之一株矮性胡椒可採一公斤多生胡椒，成果甚佳。這期間在農牧局的支持下，大規模的引種育苗及區域

試作。除了引進越南、馬來亞、泰國、印尼、沙巴等地優良胡椒品種外,並蒐集高雄縣雙溪山中及屏東縣墾丁、香蕉灣及港口等地野生胡椒加以繁殖。

在區域試作中,許博文教授發現在六龜鄉及新埤鄉成活率高,生育佳、結果多。

民國 64—67 年之間從事蔓性胡椒之繁殖插穗試驗,擴大區域試作及胡椒近緣種之栽培。蔓性胡椒經生長激素處理後,插穗於砂床內,發根率高,並設立苗圃,插床可供建教合作,供應農家栽培。在試作區中以高雄縣六龜鄉之生育最佳,已進入生產期,其次為屏東縣新埤鄉,台東縣成功鎮及花蓮縣富里鄉等地。

回顧過去 15 年來,省立屏東農專農藝科特用作物研究室,在農林廳山地農牧局支持下,可以說累積充分的胡椒栽培經驗,雖然過去除了學術論文發表外,還透過報紙電視等大眾傳播讓大家知道,台灣已成功的栽培胡椒,但是國內食品香料界及中藥界人士似乎尚未感到興趣,原因不外二個,首先是世界胡椒市場供求早已平衡,價格不高,來源不缺。其次是傳統中藥講究道地藥材,除非野生的已採盡否則不用栽培品,除非不能進口否則不用自家產品。

最近幾年省內成功的栽培杭菊、澤瀉、淮山、及芡實等七八種藥材已建立中藥界的信心,普受歡迎,可見只怕不識貨,不怕貨比貨,相信只要在採收加工及包裝研製方面多下功夫,中藥界還是從善如流,會喜用台灣栽培的胡椒的。

最近筆者曾函求許博文教授台產胡椒之樣品及鮮枝條,由於航寄費時及缺乏插枝經驗所以枝條沒能成活,但是台灣胡椒與馬來亞產,美國市場最暢銷的胡椒比較,除了顆粒稍見瘦小外,胡椒的特殊成分三者在色層分析上呈現相同含量。然而台

產胡椒特有的香氣卻是其他二者所不及。

尾　語

　　由一小粒胡椒可以看到全世界。本文拉拉雜雜的把胡椒的
種種簡單介紹，才發現它與人類近代文明有密切關連。下次當
您在餐桌上拿起胡椒罐子，當想其來之不易，也希望在不久的
將來，台產胡椒由於有高貴的香氣，可以在世界胡椒市場佔一
席之地。

番紅花漫談

　　中國地大物博又加歷史悠久文化燦爛，數千年來以世界之中心自居，民族性很強，甚少外求，同時又兼容並蓄。這些特徵可以從藥物或食物之引進歷史看出。對於新近流傳到中原的，通常加以「胡」或「番」字在類似的固有名詞上，以示區別。例如胡瓜、胡桃、胡荽、胡麻、胡黃連、胡盧巴、胡蘿蔔，以及胡椒等，大約是元朝以前引進的。元朝以後經由海路引進的大都加個番字如番木虌、番姜（辣椒）、番紅花、番豆（落花生）番藷、番瀉葉、番木瓜、番茄、番麥（玉蜀黍）等等，其中大半是美洲特產。清朝中葉以後自歐美引進者習慣上則加個「洋」字。

　　這些「胡」、「番」或「洋」字頭的名詞，經過千百年總是會被中國化，而以較「平等」，較順口以及較合乎事實的名詞替代。然而在這歸化期間因字義所引起的誤解或是麻煩卻是難免的，有時也很耐人尋味。比如傘是中國人發明，千年來習慣用的，可稱雨傘，也可稱陽傘；中國曆法「陰曆」、「陽曆」之分，但是民族自尊心隨時代的潮流遠退時，卻成為「洋傘」或「洋曆」了。許多新名詞是以音譯引進，像阿片、畢撥、盧會、咖啡、古柯、金雞納，是很難得成功的例子，大部分都嘗試過而不再被接受，反而似是而非的名詞被接受。番紅花是一個很典型的例子。

番紅花之由來

　　菊科的「紅花」本來是張騫出使西域時引進的，到宋朝開寶本草收載時已普遍栽培，處處有之，再等到李時珍著本草綱目時，「紅花」的引進已有一千五百年的歷史，可以說已經歸化了。因此當一種類似紅花的生藥再度從西域引進時，它原來的音譯「撒法郎」或「泊夫藍」被「番」紅花取代了，這兩種生藥初看外觀相似，其實是不同科的植物及不同的藥用部分。「明通醫藥」第十六期封面生藥介紹賴榮祥教授也曾指出本草綱目藥圖有誤（繪的是菊科的紅花）。蒙古西征，把當時歐洲視為最高貴的食品調味香料—「撒法郎」帶回中原享受，因此李時珍說「元時以入食饌用」。可惜，蒙古是很難生根的遊牧民族，沒想到要把球根帶回中原栽培，難怪食用了三百多年，連博學的李時珍也不知原植物真正是怎樣的。

　　撒法郎是由來於阿拉伯文的「Zafran」為黃色之意。原植物是鳶尾科的 *Crocus sativus*，多年生球根草本，原產於中亞。園藝栽培的花色有黃、粉紅、藍、紫等，它奇特的雌蕊（柱頭）是觀賞的重點，也是自古以來阿拉伯及歐洲重要的染料及最高貴的香料。

番紅花之傳奇歷史

　　舊約所羅門王詩歌篇中記載一些果樹香料，番紅花即其中之一。希臘羅馬時期經常撒番紅花於戲院及公共場所使空氣充滿芬芳。史載羅馬帝王希利伽巴拉 Heliogabalus（西元 218—222 年在位）揮霍無度，甚至在澡盆中也放許多番紅花。阿拉伯人傳統禮俗即以番紅花香精灑在貴賓衣服上以示歡迎之意。在印度番紅花染的黃色在世襲階級中是代表個人的財富。

　　西元 960 年左右，阿拉伯人開始在西班牙栽培番紅花，而番紅花之引進意大利、法國、及德國是 13 世紀的十字軍東征

從中亞帶球根回去種的。據云14世紀末葉有位朝聖者，冒著生命的危險將一個球根藏在中空的手杖，由中東帶回英國，不管傳說是否正確，在16世紀初英國南部一帶已盛產番紅花了，在莎士比亞時期（1564—1616年）番紅花普遍用於各種食品之著色及調味。

當歐洲流行廣用昂貴的番紅花做色料及香料時，市場充斥偽品。1358年德國的紐倫堡 Nürnberg 組織一個檢驗小組專門對付偽品，每家香料行必須呈送樣品，接受嚴格檢驗。1444年一位賣偽劣品的商人名叫 Findeker 被查獲，竟被判與番紅花偽品一起火刑。1456年一位叫 Elss Pfragnerin 的商人也因同樣罪名被活埋。爾後雖然以罰巨款代死刑，但是番紅花的商品檢驗仍極嚴格，一直持續到18世紀末葉，類似的檢驗在德國其他城市及法國也有執行。1550年法王亨利二世宣布任何人摻假番紅花，將被判斬手刑。

番紅花之栽培

番紅花不喜潮濕，在溫帶地區，排水良好的砂土或壤土，容易生長。近代主要產地是西班牙、土耳其及印度。

番紅花一般是以球莖側旁新長的子根繁殖，每隔15公分種一粒，雖然栽培的番紅花有12到15年的生命，但是球根逐年加深，延遲開花時間，花株活力減弱，因此每5年就得重新耕植。氣候及土質良好時，每英畝地可收8到12磅的成品，最高產量是栽培後第三年。在法國第三年收穫過就翻土把球根挖起重種，在西班牙則第四年收過再重耕。大概印度人較懶，非等10到15年不再重耕。番紅花在意大利卻栽培成一年生草本，每年秋季要播種。

密西西比大學校園各處草坪花圃，都遍植五顏六色的番紅

花，剛開始聽人說黃花的先開，再來是藍花的，最後是粉紅的
，我一直想不出道理，現在知道番紅花的球根有逐年加深而延
遲花期的特點，可以猜測初春先開的黃花一定是最近才種的，
遲開的花色一定早幾年種的。

番紅花之採製

　　初春雪融，美麗的花朵就從土裡冒出來，因為花期只有
15 天，所以必須見花就採，通常是蹲著邊採邊移，摘整朵花
放在籃子裡，然後提回家，把紅色漏斗狀的雌蕊抽出。平均七
萬朵花可採收 5 磅重的雌蕊，晒乾後僅得一磅的番紅花成品，
難怪如此昂貴。

　　市場上最高等的番紅花產於西班牙東南部，抽出的雌蕊成
小堆攤在細篩中，以文火焙乾。完全乾燥之後，馬上儲存在緊
密的鐵罐裡，以防見光退色，並保存濃郁香氣及油分。

　　由於價格高，兩千年前 Pliny 氏即指出番紅花是商品中最
易摻假的，通常加甘油，著色的蠟塊、肉絲、柳鬚根、川紅花
、紅菊、番麥鬚，及人工染料等。有時低級品還在尿中泡過，
以增其色彩。

　　番紅花油在市場上極不易買到，因為用水蒸氣蒸餾番紅花
成品，僅得 0.6—1％的精油。微量的番紅花酊劑用於配製香
水。

　　在此必須附筆一提的是，在台灣常看到的所謂「紅花油」
大部分是走私進口，旅客隨身攜帶或私家配製。筆者 1977 年
，服務於聯合工業研究所，稀珍化學室當研究顧問，其間曾指
導一位藥學系學生做「紅花油」分析，結果發現80％以上的成
分是甲基水楊酸稱冬綠油 methyl salicylate，再加點其他精
油如丁香油、桂皮油等。根據包裝說明，不僅外用且可內服，

適應百症云云，實在是欺世盜名，而且內服時可能中毒。果然，1978 年在舊金山華埠就有三位華僑因服用過量「紅花油」而中毒，一位較年老的甚至死亡。經醫師追蹤研究，才證實是甲基水楊酸的中毒。根據文獻記載，4ml（2.7g）的甲基水楊酸，可使一個小孩子中毒致死。因此，不管它是紅花油、白花油、或綠花油，如果含甲基水楊酸 50％以上，均需註明不可內服，以保障生命安全。雖然化學構造式和阿司匹靈相近，但甲基水楊酸內服時其毒性約大於阿司匹靈十倍。

番紅花藥用價值之衰退

西方自古認為飲番紅花茶能提神，輕身延年。16 世紀在英國形容一個人快樂熱誠說他是「睡了番紅花袋子」，貴族們養的金絲雀飲水中放的是番紅花茶。

愛爾蘭的婦女喜歡把被單染番紅花的顏色，相信能增加媚力。直到三百多年前番紅花在歐洲才開始被認為有藥用價值，當做興奮劑、抗痙劑、調經劑、及治痢疾、天花、黃疸等。例如 1670 年 J．F．Hertode 氏在德國的葉納 Jena 發表一本「番紅花學」巨著 Crocologia，把番紅花吹捧成萬能仙丹，小從牙痛大至瘟疫，藥到病除。

曾幾何時，番紅花的藥用價值在歐洲已不受重視了，在印度及南洋一帶，仍用來做健胃強壯劑。在台灣大概也很少在處方中下番紅花了，何況真品「川紅花」價廉物美，藥效可靠，除非特殊情形，番紅花是罕用的。

現今番紅花在歐美消費用途在料理、乾酪、牛油、麵包點心及糖果蜜餞等食品的著色調味。

走筆至此，散步校園，美麗鮮艷的番紅花，在春風裡沐浴著陽光。花開花謝隨風去，何必庸人自擾？

丁香漫談

前　言

幾乎很少例外的，近十年來無論是赴美留學或舉家移民新大陸，在行李箱中少不了裝一口電鍋，也有叫家人寄去，有的則在美國當地買一個。這兩年來在各城市的購物中心，更是經常看到炒菜的圓底鍋、大菜刀、各種電鍋、筷子等各式各樣的中國廚具和餐具。雖然少部分的留學生吃得苦中苦，三餐有麵包、麵條就能糊口過日，但是大部分來自台灣的留學生還是以一口電鍋為依據，過著縮衣節食的漫長日子。

偶爾不得不上西餐廳，實在不知道要點什麼菜好，有時候點了一樣菜，侍者問要配什麼樣的佐料，你反問他有那幾樣，他的回答像連珠炮，既多又快，除非你在餐館打過工，否則簡直就像一大堆希臘人名，只好隨便挑一個，免得侍者等得難過。即使最簡單的生菜沙拉，佐料大略有意大利式的，法國式的，還有千島式等五六種，有一次我故意問有沒有中國式的，聽的人都笑了。

什麼是千島式（Thousand Islands）佐料呢？後來才知道「千島牌」的調味佐料在美國是數一數二的名牌，幾乎每一家超級市場都擺有一面古色古香「千島牌」的櫥櫃，整齊排列著一兩百種的調味料，薑蒜芥蔥，酸甜苦辣，整粒的，粉末的，可說是應有盡有，而且泰半是曾經名震一時的中外藥材，如前文提過的胡椒、番紅花，以及今後想繼續介紹的丁香、肉豆蔻、薑、阿片子等都是千島牌調味料的大將。

　　為什麼叫「千島」呢？原來是有歷史淵源的，指的是——
兩千年來一直為全世界香料供應中心的南洋群島，尤其是特指
現今印尼、麻六甲群島，或廣義的包括中南半島在內的整片東
南亞。但是南洋群島少說大大小小島嶼不下兩萬個，為什麼只
稱千島呢，這又跟西洋的以千單位的習慣有關了，自古西洋就
沒有「萬」字，而說成十千，十萬叫百千，因此，「千島」意
味著島嶼數不清，奇花異草，原始熱帶，香料包圍著海洋，蘊
藏取之不盡，用之不竭的精華。

丁香之引進中國

　　話說秦始皇統一六國，號稱秦朝，可說是中國的誕生，因
此到目前西方諸國還是把中國叫「秦」，但是現代中國人卻自
稱是漢族，漢人，認為統一中國，前後426年的漢朝才是真正
中國的形成。遠在秦漢之前，為了抵抗來自北方的強敵，除了
消極的建築萬里長城以防禦外，並積極的向南方開拓，楚國當
時在長江流域已有相當的業蹟。如果認為海南諸國特產的熱帶
香料，曾進貢到楚國王朝，也不是不可能，雖然交通不方便，
但是以物易物，互通有無，經年不壞的香料是最佳貿易貨品之
一。

　　手邊缺少資料，不能斷定當時楚國是否曾引入丁香，但是
西洋學者認為文獻首先記載丁香的是漢朝的「雞舌香」。今查
宋朝證類備用本草（1107年）（南天書局影印刊行，台北1976
年）卷十二木部上品，沈香項下，引圖經本草（1062年）按
三省故事云漢時尚書郎口含雞舌香療口臭者亦緣此義耳。陶隱
居（弘景）在神農本草經集註（500年）中雞舌香項註云「此
皆合香家要用，不正入藥」唐新修本草（659年）誤認為雞舌
香是來自雌株，而雄株花不結實亦當香料用，但是唐朝對雞舌

香（即母丁香）的原植物之形態已有初步瞭解。

　　雞舌香首載於名醫別錄（約西元 300 年），當時還沒正式入藥。一直到宋開寶本草（973 年）才把丁香列入，但是還不能肯定丁香與雞舌香之關係。圖經本草（1062 年）在沈香項中詳論各種異國香料時，云「雞舌香與丁香同種，花實叢生，其心中最大者為雞舌香，繫破有解理如雞舌，此乃是母丁香，療口臭最良，治氣亦效。」

　　很可能雞舌香是現代口香糖的老祖宗，在禮義之邦的中國兩千年前就把談吐列為禮儀之一，而且用藥物治療口臭，由此可見文化之悠久輝煌。丁香與前文介紹過的胡椒和番紅花一樣，初期引進中國時都當香料用，後來才慢慢的體驗出它們的藥效。

公丁香與母丁香

　　丁香樹與蓮霧、那拔仔、油加利桉樹等同屬於桃金孃科（Myrtaceae），這一科的植物大都是樹木，而且花、葉、果實具芳香。丁香樹的學名除了 *Eugenia caryophylata* 外尚有人把它叫 *Caryophyllus*（或 *Syzygium*）*aromaticum*。原產於印尼的麻六甲群島。常綠喬木的丁香樹高達 15 公尺，樹幹挺直，分枝茂密呈圓錐形樹冠、樹皮灰褐色、粗糙。葉披針形，有點像龍眼樹葉，幼嫩時粉紅，成熟時深綠，葉革質，對生，全緣。夏季開花，頂生圓錐花序，花冠白色，花及萼管均為紫紅色。

　　每年二、三月及、八九月，當花蕾由綠色轉成粉紅色，花瓣尚未開時就要採收。曬乾的花蕾形狀像釘子一般，而且很香，所以稱為丁香，英文名 clove 是來自拉丁文 clavus 也是釘子的意思。一旦花瓣開展，雌蕊極易受粉，而子房日益肥大，

形成果實，未完全成熟的果實採下來即是雞舌香，或叫母丁香
mother of clove。如果把尚未受粉的花蕾叫公丁香，那實在
是很令人誤解的，難怪唐新修本草會誤以丁香是雌雄異株，即
使是現今，在台灣中藥界還普遍叫公丁香、母丁香，大概是取
喻其形象吧。

丁香的西傳

　　從海關記錄得知西元 176 年亞力山大港進口過丁香。到第
四世紀時，丁香已傳遍歐洲了。史載羅馬大主教 St. Silvester
在位時（ 314—335 年 ）康士坦丁大帝曾朝貢好幾大箱的金銀
珠寶及香料，其中即有 150 磅的丁香。自第八世紀起，丁香逐
漸成遠東香料在歐洲市場中最重要貨品之一。

　　荷蘭王室驅逐葡萄牙人之後，完全控制丁香及肉豆蔻等的
專賣達兩百年，並且在麻六甲群島作威作福，於 1651 年下了
一道命令，宣稱丁香只能種在 Ambon 及 Ternate 兩個小島上
，其他島嶼的丁香樹將完全砍伐，任何人非法栽植或販賣丁香
，將處死刑。如此違背大自然的嚴刑峻罰實在太過份了，終將
自食惡果。

　　印尼當地的習俗之一是每逢家裡有嬰兒誕生，父母就要選
一株健壯的丁香樹苗，種在村裡，如果那丁香樹一旦被毀，父
母就認為孩子的前途凶多吉少，而且隨著孩子的長大，丁香樹
也可以用來記載孩子的年齡。如今一道自私的命令就要毀去大
部分的丁香樹，原住民手無寸鐵，對荷蘭帝國專制的壓迫殊少
反抗，只能懷恨在心了。

　　一直等到 1770 年，當時法國駐非洲東毛里斯的總督
Pierre Poivre 計劃要打破荷蘭的專賣制度，派了一條船，從
Ambon 島偷運了不少丁香及肉豆蔻的樹苗，帶回毛里斯及

Bourbon 栽培，於 1818 年，毛里斯試種成功的丁香樹已在桑吉巴及坦尚尼亞印度洋的岸邊及小島上大量栽培。成為一百多年來全世界最大的丁香產區，估計在八萬英畝的農場上栽植四百五十萬株的丁香樹。

丁香的栽培與採製

丁香的果實（雞舌香或母丁香）成熟之後，內含種子 2—4 粒。種子在良好環境中 4—6 星期可發芽，生長緩慢的幼苗要兩年之後才能移植，七年生丁香樹可開始採收花蕾，20—25 年生是盛產時期，每株產量不一，往往豐收年過後就減產，平均每株每年可採 8 磅的丁香成品。一般 25 年生之後花蕾逐年減少，活上百年的丁香樹是常見的。

肥沃的山坡地，雨量多，排水好，丁香生長最佳，通常株距約七公尺。在桑吉巴一年採收丁香兩次，孩子及婦女站在地上，用帶鈎的棍子把枝條拉下，再把摘下的花蕾塞進胸前圍的肚兜，男人則爬上樹，用帶鈎的繩子把枝端的花蕾拉近來採。採丁香要細心手快，枝條不能折斷，而且如果花蕾沒及時採下，花瓣一展開，就失去香料價值，母丁香在香料市場上較不受重視。

花蕾通常在水泥地或草席上攤開曬，當花梗轉成黑褐色，花苞成淡褐色時，就算乾了，1 磅的丁香大約五千到七千粒。篩淨分等級後，就裝在黃麻袋子，船運外銷。

1894 年桑吉巴的丁香事業突受嚴重打擊，盛產的丁香樹遭受濾過性病毒的侵襲，（通常是老樹較易病害）大多數枯死，不得不另增植幼苗。

丁香樹全株富有精油，葉含 2%，樹幹含 4—6 %，花蕾含 16%，精油中 80—92% 是丁香酚 eugenol，可以用來合成

人工香料，添加香水、香皂、牙膏、漱口劑中，以及醫療上使用做消化劑、殺菌劑及牙科止痛藥等。

丁香的妙用

以前在北醫當生藥學科助教，帶領生藥學實驗，發現丁香是最受歡迎的，幾乎每一組的抽屜都保存幾粒丁香。丁香具有強烈辛辣香氣，而且不同國家有不同的用途：印度人把丁香摻在檳榔中嚼，英國人喜歡加在蘋果蛋糕中，法國人把它研粉灑在熱湯裡喝，美國醃製火腿、臘肉、醬菜少不了丁香，在香料糖漿、巧克力布丁及水果蛋糕更是缺丁香不可。

大約一百年前，在印尼雅加達的一些煙君子發明了一種叫Kretek的新香煙，以二分煙草加一分丁香末捲成，點火時有輕微爆烈的聲音，目前 Kretek 香煙的生產在印尼是個大加工業，有七萬工人每天用手工捲製「丁香煙」。

三百年來由於荷蘭的嚴加管制，所以印尼生產的丁香不但不能外銷，而且每年還從坦桑尼亞輸入大量的丁香，印尼由最大輸出國──轉成為最大輸入國（依次是美、蘇、印度及西德）而印尼人喜歡的「丁香煙」竟然花費了全世界丁香總產量的一半，這實在是始料未及的吧。

中藥管見

　　今年初調查統計台灣區藥品之輸出入時，對中藥事業近年來之蓬勃發展心中頗有感觸。繼因好友相邀編著常用中藥品手冊，就衛生署登記中藥製造之三百二十餘廠家，分別去函索取產品目錄，略知只有百分之十的廠家真正用心經營，其中聘有專才藥師研究製者則不出十家。

　　從中央銀行結匯統計資料分析，1976 年台灣區輸入中藥材總值四千六百餘萬美金，頗有凌駕西藥之勢。其中經香港進口的大陸出產藥材約三千餘萬金，比 1974 年的一千八百餘萬，1971 年的一千九百餘萬，幾乎倍增。

　　在此暫且不提年前敗類濫加消炎劑「芬尼布塔松」事件的後遺症，單是藥材成本價格上漲幅度之高，即足使真正用心經營的廠家面臨困境。

　　現就民國六十五年台灣區輸入主要中藥材（請參考附表）加以分析，以輸入金額多寡計，當歸名列第一，依次為高麗紅參、黃耆、枸杞子、西洋參、川芎、三七、黃連、杜仲、及茯苓，以上前十種金額兩千五百餘萬，佔輸入總額 54％強。前四十種金額三千六百餘萬，佔 78％，前八十種金額達三千九百七十餘萬佔 86％。也就是其他三百多種中藥材輸入金額只佔 14％。

　　當然，價格與使用次數及使用量並不一定成正比，但是常用與不常用則約略可由輸入金額之多寡來分辨。例外的是像常用藥材山藥、杭菊、莪朮、澤瀉、薑、薑黃、黃柏、香附、薄

荷、荊芥、紫蘇、天門冬、桑白皮、枳實、山梔子、龍眼肉、蜂蜜、鹿茸、銀耳等台灣不僅產量豐富可供自給且有輸出，因而輸入金額有限。

就輸入金額最多的前二十種藥材加以分析，一半以上是屬於強壯滋補藥，可能是因為國民生活水準提高的緣故，但是當歸花費之鉅，卻應驗了前人的話「十之中醫九當歸」。當歸成為中醫藥的代表，認真想來是值得推敲的，台灣不會栽培加工，卻一年花兩億五千八百萬台幣買來「吃掉了」。

民國 65 年台灣區輸入主要中藥材一覽表（金額美金）

藥材名	輸入金額	藥材名	輸入金額	藥材名	輸入金額
當　　歸	6,452,145	枸　杞　子	2,186,063	三　　七	1,388,732
高麗紅參	5,219,267	西　洋　參	2,135,108	黃　　連	1,385,223
黃　　耆	2,324,068	川　　芎	1,700,782	杜　　仲	1,206,365
茯　　苓	1,107,503	海　　馬	196,730	胖　大　海	85,550
白　　朮	995,779	麥　門　冬	196,190	延　胡　索	85,293
地　　黃	764,336	黃　　芩	193,326	忍　冬　花	85,351
甘　　草	759,796	細　　辛	188,450	浙　貝　母	83,212
白　芍　藥	565,639	朱　　砂	183,439	大　麻　仁	78,323
黨　　參	522,414	附　　子	175,854	鹿　　茸	78,244
白　　芷	499,082	防　　風	175,835	黃　　柏	76,498
柴　　胡	482,750	高麗白參	173,276	鹿　　角	76,148
冬蟲夏草	466,649	辛　夷　花	169,289	何　首　烏	73,786
肉桂及桂皮	422,659	零　陵　香	16,442	明　天　麻	72,293
蛤　　蚧	391,430	元　　參	154,903	黃　　精	69,860
桔　　梗	372,070	五　味　子	142,254	乾　　蠍	69,313
川　貝　母	370,910	山　萸　肉	136,400	麝　　香	68,820

藥材名	輸入金額	藥材名	輸入金額	藥材名	輸入金額
肉　莈　蓉	344,832	連　　翹	133,112	豆蔻砂仁	57,784
胡　　椒	327,257	沈　　香	130,536	人　參　葉	57,191
大　　黃	299,874	芡　　實	125,084	川　牛　膝	55,285
牡　丹　皮	295,097	酸　棗　仁	124,952	犀角及羚羊角	54,676
宣　木　瓜	276,012	員　石　蓮	122,821	丹　　參	54,066
半　　夏	252,306	龍　膽　草	122,821	胡　桃　仁	53,244
石　蓮　子	244,710	知　　母	121,544	茵　陳　蒿	51,897
丁　　香	232,136	懷　牛　膝	120,724	續　　斷	51,362
牛　　黃	231,075	廣　木　香	105,839	阿　　膠	50,425
姜　　活	229,038	白　　果	103,030	總　　計 39,740,697
兒　　茶	226,959	甘　　松	102,952		

美國健康食品店特寫

俗話說「藥補不如食補」，對維持健康來講，適當的食物是最基本的因素，但是有時候在食物與藥物之間並無明顯界限。最近五六年來，美國「吃」的消費市場上有兩種新興行業如雨後春筍般地出現。一個是中國餐館，數目幾乎增加十倍，而達到每五萬人口有一家中國餐館的鼎盛狀態。另一個是健康食品店，比中國餐館更加集中於大都市，目前全國大約是每十萬人口有一家健康食品店。為了讓讀者對健康食品有所認識，筆者特地採訪亞特蘭大城，即卡特總統發跡之地，其中一家典型的健康食品店。

從 1—285 環城高速公路出口，不到一分鐘就來到一個購物中心，時間是九月初的一個黃昏，好不容易在比較靠近大門口的地方停好車，也要走七八十公尺才到大門，這個購物中心至少停了一千多輛顧客的車。裡邊大大小小的店不止五六十家，我擔心不好找，沒想到在大廳口右邊第二家就是，外觀跟台灣的食品店差不多，只有一個店面寬，門上掛著「自然食品」（Natural Food）的字樣也沒有特別的店號。別家類似的店名有「健康食品」（Health Food），「活力食品」（Energy Food），或「有機食品」（Organic Food）等。這一家是屬於連鎖商店，兩位店員都穿著藍色的制服。

首先引起我注目的是店口擺了一個竹簍，用黑漆噴了一個「福」字，裡面裝滿了薄荷糖。我略為走馬看花一圈，問店員是否歡迎照相，然後我就依次一類一類筆記拍照。這家連銷店

貨品排列整齊，燈光明潔，不像部分健康食品店擺設古色古香或土裡土氣。現在把美國目前流行的健康食品，分門別類介紹如下。

1. 蜂蜜 Honey

依花源來分，陳列有桉樹（ eucalyptus ），紫苜宿（ alfalfa ），柑或柳丁（ orange ），薰草（ sage ），突比羅膠樹（ tupelo ），奶油果（ avocado ）及酸木（ sourwood ）等，另有沒指明花源而稱「自然有機」（ natural organic ）蜜，一般講來台灣的蜂蜜尤其是嘉義出產的龍眼蜜，遠比美國市場的蜂蜜香郁可口，可能是台灣的蜂蜜較新鮮的緣故。蜂王漿之類的產品在美國少見，有種牌子把蜂巢蠟也裝在蜂蜜中，泡蜜茶喝時，就有如同嚼蠟的滋味。

2. 木瓜 Papaya

這裡講的不是中藥的木瓜而是來自番邦的木瓜，在台灣南部，木瓜又大又甜，幾乎整年都有。在美國木瓜既瘦又小，菜市場雖常有卻很貴。陳列出來的有濃縮木瓜汁、木瓜糖、木瓜糖漿、木瓜酵素、木瓜加蜂蜜等。

3. 百草茶

茶葉、咖啡豆，以及可樂（ cola ），都含有興奮作用的咖啡鹼 caffeine。有些人對咖啡鹼有過敏反應，或喝了睡不著，因此百草茶中外皆有。美國雖然沒有冬瓜茶或仙草冰，但是泡茶用的青草種類卻不少，例如：薄荷葉、荊芥、薑、丁香、洋甘菊花、蕁麻、木瓜葉、甘草、人參葉、康復力（ comfery ）、柳丁皮、番麥鬚、檸檬、草莓、啤酒花、紫苜宿、薏實、冬

靑，等等七八十種，有的研粉，有的粗末，大都裝在小紙袋裡，沖泡方便。這一類的茶，包裝美觀古雅，對內含植物的藥用功能有簡單描述。

4. 種子

種子是人類主食的來源，除了稻麥提供澱粉、蛋白質外，可提供植物油的有大豆、花生、菜子、胡麻、亞麻仁、玉米、阿片子等依世界各地風俗習慣不同而異，其他各式各樣的種子生吃、煮、炒、吃豆芽，當香料，供藥用等實在枚不勝舉。因此在健康食品店裡，種子是一大項目，平常在菜市場不容易看到的像綠豆、紅豆、芝麻、麥芽、大豆（美國人還不知道怎樣料理，現在才慢慢接受醬油、豆腐、豆漿等中國文化的結晶品）、萊服子、黍、向日葵子、紫苜宿、小麥、燕麥、亞麻仁、桃仁、杏仁等，在健康食品店都可找到。包裝都採用塑膠袋。又各式各樣的植物油及堅果（像栗子、胡桃核等）也屬於種子類。

5. 生藥 Crude Drug

可能是由於兩面都是海洋加上主要部分是大平原，所以北美洲的植物種類大概只有六千多種，（我們小小台灣寶島的植物就將近五千種了）其中可供藥用的並不多，一部分是繼承印地安人用藥的經驗，一部分是從歐洲搬過來，甚至可以說在本世紀三十年代以前的兩三百年間美國的醫藥一直受歐洲的控制與影響。真正是美國土生土長的生藥較著名的有美鼠李皮（樹皮含緩瀉成分）、北美黃連、北美祛痰菜、北美鬼臼（八角連）、北美金縷梅葉、蒲公英、煙草、番椒、曼陀羅、熊果葉、美遠志、及花旗參等等。其他從世界各地引進栽培的生藥為數不

少。

　　在健康食品店的生藥部門是由兩三家生藥公司提供產品，大都以塑膠袋三兩裝掛著，種類大概有一百多種，大都研成粉末，註明俗名、生藥名、用法、藥效等，但是據我觀察這一類生藥部門買的人很少，銷路不佳。

　　生藥現代製劑較少見，其中有一種跟中藥比較有關係的一項產品，品名叫「I, Brute」（我是野人）是東方藥材混合錠劑，成分如下：

1. 高麗參（6年生）Korean ginseng（6year old）150mg
2. 甘草 Licorice　　　　　　　　　　　　　80mg
3. 土茯苓 Sarsparilla　　　　　　　　　　　50mg
4. 當歸 Dong Quai　　　　　　　　　　　　25mg
5. 北美黃連 Golden Seal　　　　　　　　　20mg
6. 蚶殼草 Gotu-Kola　　　　　　　　　　　5mg
7. 蜂王漿 Royal jelly
8. 祛痰劑（微量）Excipients（Trace）
9. 天然色素 Natural Color

容器包裝精美、肚型淺藍色的塑膠瓶子（很像陶瓷），瓶頸穿有一條金鍊子，標籤上面是以圖畫一位穿點式泳裝的女郎依偎在一位體格健壯的男士胸肩，具有相當吸引力。

6.藥書

　　在店內中央放了一個可以迴轉的書架，上面擺滿了各樣有關藥用植物，日常衛生，飲食烹調等小冊子，不乏專家執筆，將其中幾本書名列下：海草與活力（Seaweed and vitality）、木瓜、青草茶，食品添加物與健康，如何將體內毒素消除，食物配合手冊，食物中的纖維，香料藥草的栽培，藥草之種種

，已證實的藥草療效，健康食品及藥草，吃在伊甸園（eating in Eden），自然康復，超能減肥食譜，孩童食譜，正當料理，健康平安，生化手冊，維生素等等。

7.維生素

這家屬於連鎖店之一的健康食品最大的特色是維生素製劑陳列豐富，從魚肝油到米糠，截至目前已知的數十種維生素，有單味、有混合、有綜合，真是歎為觀止，比一般西藥店收集的更齊全。雖然很多維生素都已經有合成化學製品，但是在健康食品店中擺出來的則有十二分的自然味道。除了錠劑之外，蛋白質水劑，維他命水劑及氨基酸水劑也佔一部分。

8.其他

據店員告知，這一家小小的健康食品店裡面，陳列出來的貨品將近有一千兩百種。除了上述幾項大類所述外，尚有其他雜貨，如礦泉水、蒸餾水、酸牛奶、乳酸菌、花粉（有很多種）、迅速增加體重劑、減胖劑、訓練拉力的彈簧條、室內體操轉盤、舉重架，還有十幾種高麗參及日本紅參的不同成品。

在我訪問的一個鐘頭內，進進出出的顧客有十二三位，每一位買個一兩樣。五點半左右是店員換班時間，新來的晚班店員忙著從後面倉庫提貨補充上架，可見生意興隆，我照完了一整捲底片，也在這時候告辭了。

附錄：

美國常用藥草
Commonly Used Herbs in the U.S.A.

英文名	中文名	科名	學名	藥用部分	主要用途
Acidophillus	乳酸菌		Lactobacillus acidophilus		含於優果、麥芽乳等
Alfalfa	牧草、苜蓿	豆科	Medicago sativa	幼苗及全草	通腸、止瀉、防治壞血病、牛乳等
Almond （Apricot Pits）	杏仁	薔薇科	Prunus armeniaca	種仁	飼料、止咳、生津、均衡營養
Aloe	蘆薈	百合科	Aloe barbadensis （Aloe vera）	葉片	止咳、化痰 抗癌效果不佳 用於嘔傷、燙傷、潤滑皮膚
Angelica	歐洲當歸	繖形科	Angelica archangelica	根、果、葉	頭髮、內服治肝病、皮膚病、通便 根：活血、補血、治經痛、氣喘 葉：助消化、整腸、減輕過敏
Anise	茴香	繖形科	Pimpinella anisum	果實	調味料、與八角茴香互用 常用於胃散、咳嗽藥
Arnica	金車菊	菊科	Arnica spp.	花	藥膏外用、消腫、止痛、內服有毒
Artichoke	朝鮮薊	菊科	Cynara scolymus	花	蔬菜、利尿、利膽、清肝
Astragalus	黃耆	豆科	Astragalus membranaceus	根	補氣、生肌、利尿、降血壓 提高免疫功能
Australian Tea Tree （Melaleuca）Oil	白樹油	桃金孃科	Melaleuca alternifolia	葉、樹油	外傷、消毒、治各種皮膚小毛病

英文名	中文名	科名	學名	藥用部分	主要用途
Barberry	小蘗	小蘗科	*Berberis* spp.	枝幹、根	消炎、止瀉、強壯劑
Barley	大麥	禾本科	*Hordeum vulgare*	幼苗、麥糠	營養食物、釀酒、健康食品
Basil	九層塔	唇形科	*Ocimum basilicum*	莖	助消化、驅風
Bayberry	楊梅、樹梅	楊梅科	*Myrica* spp.	樹皮、根皮	收斂止瀉、止血、外敷痔瘡
Bee Venom	蜂毒		*Apis mellifera*	蜜蜂螫毒	靜脈曲張
					多發性硬化症
					預防蜂叮中毒、治嚴重關節炎
Bloodroot	紅根	罌粟科	*Sanguinaria canadensis*	根	漱口水
					止牙痛、加入牙膏防止結齒石
Black Cohosh	升麻	毛茛科	*Cimicifuga* spp.	根莖	解熱、止痛、子宮收縮
Boneset	北美六月雪	菊科	*Eupatorium perfoliatum*	地上部分	印第安人草藥、發汗、解熱
	北美山澤蘭				治感冒
Borage	紫草	紫草科	*Borage officinalis*	地上部分	利尿、收斂、種子油與皮膚油
Bran	麥片、麥糠	禾本科	*Triticum aestium*	種皮	同含多不飽和脂防酸
					麥片與麥糠均可增加食物纖維、
					維他命；小麥苗含葉綠素及
					各種營養
Burdock	牛蒡	菊科	*Arcticum lappa*	根	利尿、治風濕痛、疔瘡
Calamus	菖蒲	天南星科	*Acorus calamus*	根莖	健胃驅風、解熱鎮痛

英文名	中文名	科名	學名	藥用部分	主要用途
Calendula	金盞花	菊科	Calendula officinalis	花	花油癒合傷口
Capsicum, Chilies	辣椒	茄科	Capsicum spp.	果實	皮膚引赤劑，止痛，助消化
Carrot	胡蘿蔔	繖形科	Daucus carota	根莖	果菜汁，助消化，助視力，
Cascara	美鼠李皮	鼠李科	Rhamnus purshiana	果實，根皮	緩瀉，利肝膽
Castor	蓖麻	大戟科	Ricinus communis	種子油	瀉劑，利腸
Chamomiles	洋甘菊	菊科	Matricaria recutita	花莖	抗痙攣，風濕酸痛，消炎
Charcoal	木炭	各種有機物燒存的炭粉			食物中毒吸附毒物，消漲脹
Chickweed	繁縷、茶匙黃	石竹科	Stellaria media	全草	消炎，退癢，腫毒
Chicory	菩菊	菊科	Cichorium intybus	根	代用咖啡，安神
Cloves	丁香	桃金孃科	Eugenia caryophyllata	花蕾	丁香治牙痛，香料
Cranberry	小紅莓	杜鵑科	Vaccinium macrocarpon	果	預防及治療尿道炎
Cucurbita	南瓜（美越橘）	瓜科	Cucurbita spp.	種子	驅條蟲，治攝護腺腫大
Dandelion	蒲公英	菊科	Taraxacum officinale	全草	生菜，消炎，健胃，解熱
Devil's Claw	南非鉤草	胡麻科	Harpagphytum procumbens	根	治風濕關節炎
Dong Quai	當歸	繖形科	Angelica sinensis	根	造血，補血，調經，抗痙攣
Echinacea	紫錐菊	菊科	Echinacea angustifolia	根	印第安人藥草，消炎
Ephedra	麻黃	麻黃科	Ephedra spp.	莖，枝梢	數外傷，提高免疫力
Evening Primrose	夜櫻草	柳葉菜科	Oenothera biennis	種子油	氣喘，鼻塞，解熱
					治經痛，降膽固醇

英文名	中文名	科名	學名	藥用部分	主要用途
Eyebright	小米草	玄參科	*Euphrasia officinalis*	全草	治眼疾，結膜炎
Fennel	小茴香	繖形科	*Foeniculum vulgare*	果	香料，驅風，止咳，祛痰
Fenugreek	胡蘆巴	豆科	*Trigonella foenum-graecum*	種子	香料，止瀉，治喉痛
Feverfew	小白菊	菊科	*Tanacetum parthenium*	葉	預防及減輕偏頭痛
Fo-ti	何首烏（土川七）	蓼科	*Polygonum multiflorum*	葉，根莖	緩瀉，滋補強壯
Garlic	大蒜	百合科	*Allium sativum*	球莖，葉	治動脈硬化，高血壓，降膽固醇，助消化，殺菌
Ginger	薑	薑科	*Zingiber officinale*	根莖	香料，發汗，治感冒，暈車嘔吐，胃寒，助消化
Gentian	黃花龍膽	龍膽科	*Gentiana lutea*	根，根莖	苦味健胃，瀉肝火，增食慾
Ginkgo	銀杏	銀杏科	*Ginkgo biloba*	葉	促進血液循環，增強心智
Ginseng	人參	五加科	*Panax ginseng*	根	減輕目眩，抗衰老，增強體力，強心，提高耐力
Goldenseal	北美黃連	毛茛科	*Hydrastis canadensis*	根莖	治咳，助消化，消炎，陰道尿道感染，口瘡痛
Gotu Kola	蚶殼草	繖形科	*Centella asiatica*	全草	促進循環，減輕靜脈炎，助消化，安神
Hawthorn	山楂	薔薇科	*Crataegus laevigata*	果，葉，花	增進心臟與血管的健康

英文名	中文名	科名	學名	藥用部分	主要用途
Hibiscus	洛神葵	錦葵科	*Hibiscus sabdariffa*	花	清涼飲料，染料，營養，含抗氧化成分及大量果酸，利尿
Honey	蜂蜜		*Apis mellifera*	分泌蜜汁	緩瀉，甜料，營養
Hops	忽布·啤酒花	大麻科	*Humulus luplus*	果	啤酒的苦味來源，增進食慾
Horehound	苦薄荷	唇形科	*Marrubium vulgare*	葉·花穗	止咳祛痰，舒緩靜脈瘤，安眠
Horse Chestunt	歐洲七葉樹	七葉科	*Aesculus hippocastanum*	樹皮	強化血管，風濕痛，祛痰
Horse radish	洋山蘿根	十字花科	*Armoracia rusticana*	根	辣醬，風濕痛，祛痰
Horsetail	木賊·接骨筒	木賊科	*Equisetum arvense*	全草	利尿，收斂，眼疾
Hydrangea	八仙花·繡球花	虎耳草科	*Hydrangea arborescens*	根	利尿
Hyssop	牛膝薄荷	唇形科	*Hyssopus officinalis*	葉	治感冒，醫咳，喉痛
Ipecac	吐根	茜草科	*Cephaelis ipecacuanha*	根	催吐劑
Jasmine	黃素馨·秀英	木犀科	*Jasminum officinale*	花	飲料，茉莉賦香料
Jojoba Oil	山羊栗油	Buxaceae	*Simmondsia california*	種子油	洗髮精，去頭皮屑，乳液，潤膚，潤髮油
Juniper	杜松子	柏科	*Juniperus communis*	漿果	利尿
Kelp	海帶·昆布	昆布科	*Laminaria* spp.	葉片	碘的來源，蔬菜
Kaolin	高嶺土		Hydrated aluminum silicate, $H_2Al_2Si_2O_8$（H_2O）		吸附劑，止瀉
Lavender	薰衣草	唇形科	*Lavender* spp.	花梗·葉	香料，抗痙攣，安神

英文名	中文名	科名	學名	藥用部分	主要用途
Lemongrass (Citronella Oil)	檸檬草，香茅草	禾本科	*Cymbopogon citratus*	葉	香料，注射有降血壓安神作用，口服無效
Licorice	甘草	豆科	*Glycyrrhiza glabra*	根莖，根	矯味劑，具有類固醇的消腫
Lobelia	北美菸鹼菜	桔梗科	*Lobelia inflata*	地上部	祛痰，催吐，止痛，代用煙草
Lovage	歐當活	繖形科	*Levisticum officinale*	根，葉	抗過敏，調味料，驅風，利尿
Marijuana	大麻	大麻科	*Cannabis sativa*	花梢，葉	迷幻藥大麻煙
Mate (Paraguay tea)	巴拉圭茶	冬青科	*Ilex paraguayensis*	葉	含咖啡因，興奮，利尿，喝過量易患咽喉癌
Marshmallow (Althea)	藥蜀葵	錦葵科	*Althea officinalis*	葉	胃腸炎，咳嗽，祛痰
Melatonin	眠樂多寧			存在於人腦腦部的松果腺，松果腺素	安眠，減少時差
Milk Thistle	洋白薊	菊科	*Silybum marianum*	種子	種子含Silymarin，保肝，利膽，治慢性肝炎，脂防肝
Mormon Tea	摩門茶	麻黃科	*Ephedra nevadensis*	枝	不含麻黃素，只含單寧質，利尿，收欲
Mulein	毛蕊花	玄參科	*Verbascum thapsus*	花，葉	感冒，咳嗽，祛痰，減鬱腸胃痙攣
Musk	麝香	麝科	*Moschus moschiferus*	雄的麝香囊	香料，消腫，安神，強心，貼劑易引起皮膚過敏

英文名	中文名	科名	學名	藥用部分	主要用途
Mustard	芥末	十字花科	*Brassica* spp.	種子	調味料
Myrrh	沒藥	橄欖科	*Commiphora* spp.	樹脂	香料，漱口消毒，收斂劑
Nettle	蕁麻	蕁麻科	*Urtica* spp.	地上部分	利尿，降血糖，抗過敏，生髮，藥效皆不佳
Nutmeg	肉豆蔻	肉豆蔻科	*Myristica fragrans*	種子	調味料，止瀉，過量引起幻覺，中毒
Oat Fiber	燕麥纖維	禾本科	*Avena sativa*	種子	糧食，助消化，降膽固醇
Olive	歐洲橄欖	木犀科	*Olea europaea*	果肉，油	通便，降膽固醇，補齒
Onion	洋蔥	百合科	*Allium cepa*	球莖	發汗，祛痰，利尿，防心臟病
Osha	北美防風	繖形科	*Ligusticum porteri*	根	治感冒，增強免疫力
Papaya	木瓜	番木瓜科	*Carica papaya*	果實	肉的嫩化，消化蛋白質
Parsley	荷蘭芹	繖形科	*Petroselinum crispum*	葉，果，根	調味料，助消化
Passion Flower	西番蓮	西番蓮科	*Passiflora* spp.	花，果	果汁，安神，鎮靜
Pennyroyal	美薄荷	唇形科	*Hedeoma pulegioides*	葉，精油	催經，墮胎，殺子
Peppermint	胡椒薄荷	唇形科	*Mentha piperita*	葉	調味料，芳香健胃
Plantain	車前草	車前草科	*Plantago* spp.	全草，	涼茶，緩瀉，整腸，降膽固醇
(Psyllium)	車前草			種皮黏液	
Pollen	花粉	各種花的花粉			強壯劑，抗過敏等效果不佳
Propolis	蜂膠	修補蜂巢的樹脂，來自松柏類嫩芽			消炎，胃腸病等（有一點效）
Pycnogenol	松樹色素	松科	*Pinus maritima*	葉的抽取物	加強血管，治膠原質發炎

英文名	中文名	科名	學名	藥用部分	主要用途
Quinine	奎寧	茜草科	Cinchona succirubra	樹皮之主要生物鹼	治腸抽筋，瘧疾
Raspberry	覆盆子	薔薇科	Rubus idaeus	葉，果	止瀉，喉嚨痛
Rose Hips	薔實	薔薇科	Rosa spp.	果實	維他命C天然原料
Rosemary	迷迭香	唇形科	Rosmarinus officinalis	葉	香料，調味料
Royal Jelly	蜂王漿	蜜蜂科	Apis mellifera	工蜂分泌物	防止衰老，增強體力，但是缺乏證據
Sage	歐丹參	唇形科	Salvia officinalis	葉	調味料，抑制出汗，漱口治口腔發炎
Safflower	紅花	菊科	Carthamus tinctorius	花，種子油	助消化。中藥丹參用根部，強壯通經。紅花子油降膽固醇，防心臟病。
Saffron	番紅花	鳶尾科	Crocus sativus	花，柱頭	調味料，香料，通經通血
St. John's Wort	聖約翰草	藤黃科	Hypericum perforatum	花	外敷傷口傷疤，內服為鎮靜劑，抗病毒。
Sarsaparilla	土茯苓	百合科	Smilax officinalis	根	利尿，強壯。
Saw Palmetto	鋸棕果	棕櫚科	Serenoa repens	果實	攝護腺良性腫大症，含天然女性激素，促進女性發育。
Schisandra	五味子	木蘭科	Schisandra chinensis	果實	滋補強壯藥，治肝炎
Scullcap	北美黃芩	唇形科	Scutellaria lateriflora	枝葉	消炎，解熱，健胃，利膽，利尿
Senega	北美遠志	遠志科	Polygala senega	根	祛痰，催吐
Senna	番瀉葉	豆科	Cassia senna	葉片	瀉劑
Shiitake	香菇	香蕈科	Lentinus edodes	菌株	食品，調味料，降膽固醇，增強免疫系統
Slippery Elm	赤榆皮	榆科	Ulmus rubra	樹內皮	潤喉，治胃灼

英文名	中文名	科名	學名	藥用部分	主要用途
Storax	蘇合香	金縷梅科	Liquidambar orientalis	樹脂	香料，祛痰，護膚
Suma	巴西人參	莧科	Hebanthe paniculata	根	滋補，強壯，增強性功力（待於證實）
Tansy	艾菊	菊科	Tanacetum vulgare	枝葉	驅蚊蟲，強壯，催經，有毒
Turmeric	薑黃	薑科	Curcuma longa	根莖	利膽保肝，抗氧，防癌
Tryptophan	氨基酸之一種		含於牛奶、嬰兒奶及各種蛋白質中		安眠，安神（可惜因原料不純1989年被禁）
Uva Ursi（Bearberry）	熊果葉	杜鵑科	Arctostaphylos uva-ursi	葉	治尿道炎，膀胱炎，利尿
Valerian	纈草	纈草科	Valeriana officinalis	根，根莖	鎮靜，安眠
Yellow Dock	羊蹄	蓼科	Rumex crispus	根，莖	瀉劑，消腫
Yohimbine	育亨賓樹皮	茜草科	Pausinystalia yohimba	樹皮	治陽痿
Yucca	絲蘭	瓊麻科	Yucca spp.	葉	高血壓，風濕關節炎，根做肥皂
Yogurt	優果，養樂多		牛奶加Streptococcus thermophilus 及Lactobacillus bulgaricus的乳製品		助消化，降膽固醇，提高免疫力，防癌

主要參考書目

1. The Lawrance's review of Natural Products, Facts and Comparisons, 1995.
2. The Honest Herbal, by Varro E. Tyler, 3rd edition, Pharmaceutical Products Press, 1993.
3. Herbal Tonic Therapies, by Daniel B. Mowrey, Keats Publishing, Inc., 1993.
4. Dr. Whitaker's Guide to Natural Healing, by Julian Whitakes, Prima Publishing, 1994.
5. Britannica, The New Encyclopaedia, 1990.
6. The Healing Power of Herbs, by Michael T. Murray, Prima Publishing, 1992.
7. 台灣藥用植物誌，甘偉松編著，國立中國醫藥研究所出版，1978。
8. 藥用植物學，甘偉松著，國立中國醫藥研究所出版，1975。
9. 現代本草中國藥材學，啟業書局，1975。
10. 常用中藥之研究，許鴻源著，行政院衛生署中醫藥委員會出版，1972。
11. 中國藥學大辭典，陳存仁主編，旋風出版社印行，1934。
12. 新校增訂本草綱目，明朝李時珍撰，甘偉松增訂，台北宏業書局，1975。

英文索引

H h

I i

X x

Y y

Z z

中文索引

誌　謝

　　首先感謝我的牽手王以台藥師，本書文章撰寫發表，編輯校樣的過程中，我享有晚飯後不必洗碗的特權。

　　要感謝下列諸位的鼓勵，提供資料或幫忙校對：黃重明藥師，陳萬益醫師，莊國龍博士，陳明雄博士，陳義達先生，王瑞霖先生，黃健造博士，李友正先生，鄭炳祥先生，以及林婉生藥師。

　　本書文章大部分曾發表於美國的「醫藥與生活」，「新亞週報」，「台灣公論報」及台灣的「明通醫藥雜誌」，也向各位編輯致意。

　　本書主要插圖，是我的隣居 Ms. Joyce Nunamaker 小姐熱心費神，替本書生色不少。

　　最後感謝李國雄院士及張博雅署長於百忙中賜序。顏焜熒教授親自審校原稿，非常感激。

大展出版社有限公司
品冠文化出版社

圖書目錄

地址：台北市北投區(石牌)　　電話：(02)28236031
　　　致遠一路二段12巷1號　　　　28236033
郵撥：01669551＜大展＞　　　　　　28233123
　　　19346241＜品冠＞　　傳真：(02)28272069

・女醫師系列・品冠編號 62

・傳統民俗療法・品冠編號 63

・常見病藥膳調養叢書・品冠編號 631

1. 脂肪肝四季飲食	蕭守貴著	200 元
2. 高血壓四季飲食	秦玖剛著	200 元
3. 慢性腎炎四季飲食	魏從強著	200 元
4. 高脂血症四季飲食	薛輝著	200 元
5. 慢性胃炎四季飲食	馬秉祥著	200 元
6. 糖尿病四季飲食	王耀獻著	200 元
7. 癌症四季飲食	李忠著	200 元

·彩色圖解保健· 品冠編號 64

1. 瘦身	主婦之友社	300 元
2. 腰痛	主婦之友社	300 元
3. 肩膀痠痛	主婦之友社	300 元
4. 腰、膝、腳的疼痛	主婦之友社	300 元
5. 壓力、精神疲勞	主婦之友社	300 元
6. 眼睛疲勞、視力減退	主婦之友社	300 元

·心 想 事 成· 品冠編號 65

1. 魔法愛情點心	結城莫拉著	120 元
2. 可愛手工飾品	結城莫拉著	120 元
3. 可愛打扮 & 髮型	結城莫拉著	120 元
4. 撲克牌算命	結城莫拉著	120 元

·熱 門 新 知· 品冠編號 67

1. 圖解基因與 DNA	（精）	中原英臣 主編	230 元
2. 圖解人體的神奇	（精）	米山公啟 主編	230 元
3. 圖解腦與心的構造	（精）	永田和哉 主編	230 元
4. 圖解科學的神奇	（精）	鳥海光弘 主編	230 元
5. 圖解數學的神奇	（精）	柳谷晃 著	250 元
6. 圖解基因操作	（精）	海老原充 主編	230 元
7. 圖解後基因組	（精）	才園哲人 著	

·法律專欄連載· 大展編號 58

台大法學院　　法律學系／策劃
　　　　　　　法律服務社／編著

1. 別讓您的權利睡著了(1)	200 元
2. 別讓您的權利睡著了(2)	200 元

·武 術 特 輯· 大展編號 10

1. 陳式太極拳入門	馮志強編著	180 元

8. 周易與易圖	李 申著	250元
9. 中國佛教與周易	王仲堯著	元

・神 算 大 師・ 大展編號 123

1. 劉伯溫神算兵法	應 涵編著	280元
2. 姜太公神算兵法	應 涵編著	280元
3. 鬼谷子神算兵法	應 涵編著	280元
4. 諸葛亮神算兵法	應 涵編著	280元

・秘傳占卜系列・ 大展編號 14

1. 手相術	淺野八郎著	180元
2. 人相術	淺野八郎著	180元
3. 西洋占星術	淺野八郎著	180元
4. 中國神奇占卜	淺野八郎著	150元
5. 夢判斷	淺野八郎著	150元
6. 前世、來世占卜	淺野八郎著	150元
7. 法國式血型學	淺野八郎著	150元
8. 靈感、符咒學	淺野八郎著	150元
9. 紙牌占卜術	淺野八郎著	150元
10. ESP 超能力占卜	淺野八郎著	150元
11. 猶太數的秘術	淺野八郎著	150元
12. 新心理測驗	淺野八郎著	160元
13. 塔羅牌預言秘法	淺野八郎著	200元

・趣味心理講座・ 大展編號 15

1. 性格測驗（1） 探索男與女	淺野八郎著	140元
2. 性格測驗（2） 透視人心奧秘	淺野八郎著	140元
3. 性格測驗（3） 發現陌生的自己	淺野八郎著	140元
4. 性格測驗（4） 發現你的真面目	淺野八郎著	140元
5. 性格測驗（5） 讓你們吃驚	淺野八郎著	140元
6. 性格測驗（6） 洞穿心理盲點	淺野八郎著	140元
7. 性格測驗（7） 探索對方心理	淺野八郎著	140元
8. 性格測驗（8） 由吃認識自己	淺野八郎著	160元
9. 性格測驗（9） 戀愛知多少	淺野八郎著	160元
10. 性格測驗（10） 由裝扮瞭解人心	淺野八郎著	160元
11. 性格測驗（11） 敲開內心玄機	淺野八郎著	140元
12. 性格測驗（12） 透視你的未來	淺野八郎著	160元
13. 血型與你的一生	淺野八郎著	160元
14. 趣味推理遊戲	淺野八郎著	160元
15. 行為語言解析	淺野八郎著	160元

8

·青 春 天 地· 大展編號 17

·實用心理學講座· 大展編號 21

·超現實心靈講座· 大展編號 22

國家圖書館出版品預行編目資料

實用天然藥物/ 鄭炳全 編著.
－初版－臺北市：大展 ，1997【民86】
面 ； 21 公分 －（家庭醫學保健；16）
ISBN 957-557-744-2（平裝）

1. 健康食品 2. 藥材

411.3 86008845

實用天然藥物

ISBN 957-557-744-2

編 著 者／鄭 炳 全
發 行 人／蔡 森 明
出 版 者／大展出版社有限公司
社 址／台北市北投區（石牌）致遠一路2段12巷1號
電 話／（02）28236031・28236033・28233123
傳 真／（02）28272069
郵政劃撥／01669551
網 址／www.dah-jaan.com.tw
E - mail／dah_jaan@pchome.com.tw
登 記 證／局版臺業字第2171號
承 印 者／高星印刷品行
裝 訂／協億印製廠股份有限公司
排 版 者／千兵企業有限公司
初版1刷／1997年（民86年） 9月
初版2刷／2003年（民92年） 7月

定價／260元

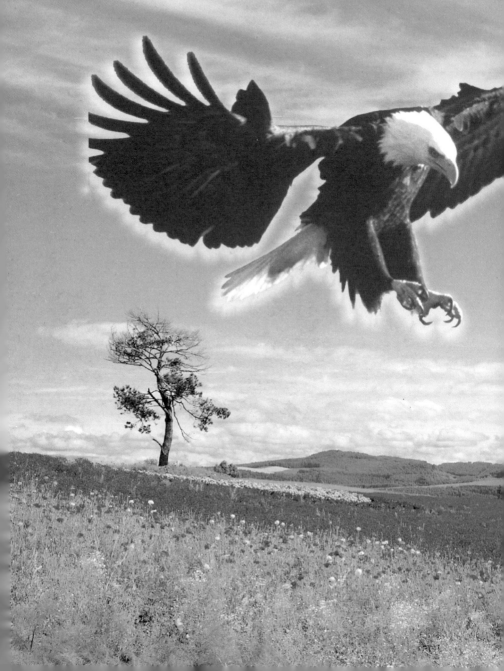

大展好書　好書大展
品嘗好書　冠群可期